EL PLAN DE DIETA
KETO
INTERMITENTE
La fórmula para perder peso rápidamente y mantenerse

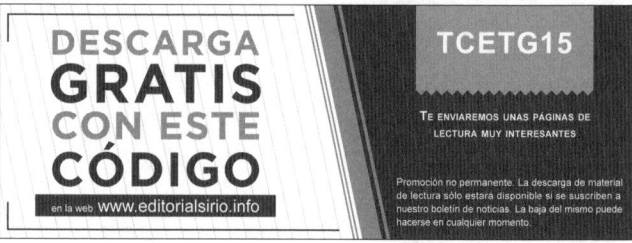

La información contenida en este libro se basa en las investigaciones y experiencias personales y profesionales del autor y no debe utilizarse como sustituto de una consulta médica. Cualquier intento de diagnóstico o tratamiento deberá realizarse bajo la dirección de un profesional de la salud. La editorial no aboga por el uso de ningún protocolo de salud en particular, pero cree que la información contenida en este libro debe estar a disposición del público. La editorial y el autor no se hacen responsables de cualquier reacción adversa o consecuencia producidas como resultado de la puesta en práctica de las sugerencias, fórmulas o procedimientos expuestos en este libro. En caso de que el lector tenga alguna pregunta relacionada con la idoneidad de alguno de los procedimientos o tratamientos mencionados, tanto el autor como la editorial recomiendan encarecidamente consultar con un profesional de la salud.

Diseño de portada: Editorial Sirio, S.A.
Maquetación de interior: Toñi F. Castellón

© de la edición original
2020, Carla Nieto

© de la presente edición
EDITORIAL SIRIO, S.A.
C/ Rosa de los Vientos, 64
Pol. Ind. El Viso
29006-Málaga
España

www.editorialsirio.com
sirio@editorialsirio.com

I.S.B.N.: 978-84-18000-09-6
Depósito Legal: MA-502-2020

Impreso en Imagraf Impresores, S. A.
c/ Nabucco, 14 D - Pol. Alameda
29006 - Málaga

Impreso en España

Puedes seguirnos en Facebook, Twitter, YouTube e Instagram.

Cualquier forma de reproducción, distribución, comunicación pública o transformación de esta obra solo puede ser realizada con la autorización de sus titulares, salvo excepción prevista por la ley. Diríjase a CEDRO (Centro Español de Derechos Reprográficos, www.cedro.org) si necesita fotocopiar o escanear algún fragmento de esta obra.

CARLA NIETO

EL PLAN DE DIETA
KETO
INTERMITENTE

La fórmula para perder peso rápidamente y mantenerse

*Cómo sacar todo el partido y optimizar
los resultados de dos de los planes de alimentación
más seguidos en todo el mundo*

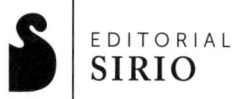

Editorial SIRIO

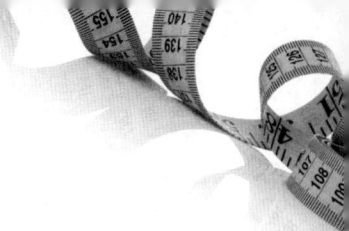

ÍNDICE

Introducción	11
Primera parte. Dos planes de alimentación distintos	17
1. El ayuno intermitente	19
Introducción	19
El origen de la actual tendencia *fasting*	21
Señas de identidad	24
Insulina, autofagia y otros efectos del ayuno en el organismo	25
La insulina es la pista	26
A vueltas con el ritmo metabólico	28
La autofagia, un «recurso» ancestral	29
Beneficios para la salud: últimas evidencias científicas	31
Pérdida de peso... y mucho más	32
Ventajas cardiovasculares y antienvejecimiento	35
Estrategia antigrasa y anticolesterol	37
«Aliado» del ritmo circadiano	38
Fortalecimiento del sistema inmunitario (refuerza las defensas)	40
Más memoria, menos riesgo de alzhéimer y mejor salud cerebral	40
Ayuno y pacientes oncológicos	41
El «mito» del desayuno, cuestionado	42
Guía práctica: cómo hacerlo	43
Consideraciones previas	43
Pautas y cuestiones prácticas	45
Tipos de ayuno intermitente: ¿Qué opción elegir?	49
En busca de una ventana de alimentación «a medida»	50

Todos los días o de forma alterna	51
I-Ayuno en días alternos	51
1. Método 5:2	51
2. Dieta «del día siguiente» (*alternate-dayfasting* o adf)	53
El reparto de comidas en la versión alterna	53
Alimentos que se han de evitar en las jornadas de ayuno	55
Para no pasarse de calorías	57
Y los días de «no ayuno», ¿vía libre?	62
II. Ayuno con horario o tiempo restringido (TRE)	64
Lo que hay que saber	64
Cómo hacerlo	66
Para tener en cuenta	66
Riesgos y contraindicaciones	66
Asignaturas pendientes	68
2. Dieta *keto* o cetogénica	71
Introducción	71
Los orígenes	72
Señas de identidad	74
Tres nutrientes, distintas proporciones	76
La cara oculta de los carbohidratos	76
El poder de las proteínas	78
A vueltas con las grasas	81
Sus beneficios: últimas evidencias científicas	85
Pérdida de peso	85
Mejoría de los factores cardiovasculares	87
Diabetes	87
Epilepsia	89
Trastornos neurológicos	90
Prevención de tumores	90
Guía práctica: cómo hacerla	91
Consideraciones previas	91
El manejo de los «macros»	93
¿Cuál es la cantidad máxima de hidratos de carbono permitida?	96
Qué dieta *keto* elegir	98

Pautas y consejos prácticos	101
La despensa *keto*	104
Alimentos permitidos	104
Alimentos prohibidos	112
Alimentos «con interrogante»	114
La lista de la compra	116
Para tener en cuenta	119
Riesgos y contraindicaciones	119
Asignaturas pendientes	121
SEGUNDA PARTE. ... QUE PUEDEN COMBINARSE (Y OPTIMIZARSE)	123
Cómo, cuándo y por qué hacer *keto* + ayuno intermitente (o cómo optimizar y potenciar sus efectos)	125
Introducción	125
Qué tienen en común	127
Cetosis: las cosas claras	128
Cuerpos cetónicos: el «arma secreta»	131
Cetoacidosis y cetosis: no es lo mismo	131
¿Qué es la «gripe de la cetosis»?	132
El «aliento *keto*» y otros síntomas	135
Cuánto se tarda en entrar en cetosis y otras cuestiones que se deben tener en cuenta	136
¿Y qué pasa con el ejercicio físico?	139
Beneficios de la opción *keto* + ayuno intermitente	140
Evidencias que avalan la combinación	140
Ocho razones para ponerla en práctica	141
Guía práctica: cómo combinarlas con éxito	147
Consideraciones previas	147
Tres modalidades	151
Qué se puede esperar del «método *keto* intermitente»	163
Algunas situaciones que pueden darse (y cómo solucionarlas)	165
Y para terminar...	173
«Bocados de realidad»: la actitud, un factor clave	173
(Auto) conocimiento es poder (también sobre la báscula)	174
«Agendar» la dieta	176

    Mentalización y motivación 177
    Responsabilizarse del plan de adelgazamiento 178
    Entorno aliado 179
    Ojos que no ven… 179
Bibliografía 181

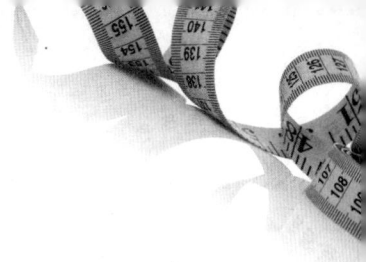

INTRODUCCIÓN

La obesidad: una epidemia real, latente y creciente

Desde 1975, la obesidad se ha casi triplicado en todo el mundo. En 2016, más de mil novecientos millones de adultos mayores de dieciocho años tenían sobrepeso, y, de ellos, alrededor de seiscientos cincuenta millones eran obesos. Asimismo, se estima que más de trescientos cuarenta millones de niños y adolescentes (de cinco a diecinueve años) tienen sobrepeso y obesidad. Esta es la batería de datos con la que, cual baño de realidad, se encuentra cualquiera que consulte la página que la Organización Mundial de la Salud (OMS) dedica a la obesidad. Por suerte, y a pesar de lo rotundas que son estas evidencias, este organismo lanza un mensaje claro y esperanzador: la obesidad se puede prevenir.

Kilos de más, quemar grasas, perder volumen, operación biquini... Son solo algunas de las ideas que a todos nos vienen a la cabeza al hablar del exceso de peso que es, sin duda, uno de los temas *top* no solo en cualquier tertulia, sino en cuanto a la difusión de contenidos. Y ahí está precisamente el primer obstáculo con el que se encuentran las estrategias dirigidas a la prevención de la obesidad (definida claramente como un importante problema de salud pública a nivel mundial): la desinformación producida, paradójicamente, por el abrumador bombardeo de información y noticias (verdaderas o *fakes*) que casi a diario surgen en torno a esta cuestión.

Se trata de la típica situación en la que se puede aplicar perfectamente aquello de que *los árboles no dejan ver el bosque*: la relación kilos-salud sigue estando mayoritariamente asociada por parte de la sociedad a una cuestión meramente estética, definida por unos cánones casi siempre irreales que cuentan, además, con el enorme poder difusor y amplificador de las redes sociales. Pero el problema es serio, mucho más serio, ya que el sobrepeso y la obesidad no solo están directamente implicados en la aparición de enfermedades cardiovasculares (primera causa de muerte en todo el mundo), sino que, además, está confirmada su relación directa en la aparición de, al menos, nueve –sí, nueve– tipos de cáncer (mama, útero, colon, riñón, vesícula biliar, páncreas, recto, esófago y ovario), según se recoge en el último informe elaborado por la Sociedad Española de Oncología Médica (SEOM).

Precisamente, las dos dietas –aunque tal vez lo mejor sea denominarlas planes de alimentación– de las que se habla en este libro suelen ser protagonistas habituales de estos contenidos, englobadas con frecuencia en los mensajes que se ofertan bajo promesas tan sugerentes como «la dieta exprés que hacen los famosos» o «la última solución para adelgazar sin sufrir».

Concretamente en el caso del ayuno intermitente, podría ostentar con todos los honores el título de «dieta de moda» teniendo en cuenta que día sí y día también surge un nuevo artículo, comentario o estudio que demuestra (o cuestiona) sus beneficios. En cuanto a la dieta cetogénica —modernizada y actualizada con la denominación *keto*— tiene el mérito de que a pesar de su veteranía, sigue siendo una de las opciones más seguidas en todo el mundo para perder peso (sus resultados la avalan).

El objetivo de este trabajo es conocer más a fondo las ventajas que ofrecen estas dos opciones dietéticas tanto para adelgazar como para mejorar el estado de salud. Para ello, se han analizado sus características, peculiaridades y, también, sus pros y sus contras (primera parte) para, a partir de ahí, dar un paso más, buscando las sinergias y compatibilidades entre ambas con el objetivo de definir una propuesta de la que cada vez se empieza a hablar más: el método *keto* intermitente, *keto fasting* o, lo que es lo mismo, la combinación de la dieta cetogénica y el ayuno intermitente como plan de adelgazamiento (segunda parte).

El punto de partida de esta propuesta se basa en que tanto la *keto* como el ayuno intermitente son dietas válidas y, sobre todo, respaldadas por evidencias científicas más o menos sólidas, lo que las coloca en una situación privilegiada en un contexto protagonizado por la abundancia de soluciones *detox*, *exprés* o *milagro*, sustentadas a menudo en premisas más o menos pintorescas (cuando no peligrosas).

Lejos de recomendar encarecidamente o tomar partido por el ayuno intermitente o la dieta *keto*, o de pretender captar «adeptos» para una u otra propuesta, la intención de este libro ha sido, por un lado, recoger lo último que ha dicho la ciencia respecto a ambas propuestas dietéticas (no solo en cuanto a su poder «adelgazante», sino también acerca de sus potenciales beneficios preventivos frente a muchas enfermedades); por otro, hacer un repaso a las pautas en las que se basan ambos métodos, las distintas modalidades que ofrecen, sus riesgos y, también, las cuestiones «abiertas» que aún están a la espera de respuesta por parte de los investigadores; y, finalmente, determinar y desarrollar de qué manera ambos planteamientos se pueden seguir en la práctica de forma conjunta y complementaria, no solo como estrategia de pérdida de peso, sino también como herramienta para introducir cambios saludables a largo plazo en el estilo de vida.

Los contenidos son meramente divulgativos, basados en la recopilación y análisis de los últimos datos y evidencias respecto a estas dos dietas que tanto interés suscitan por parte de la población y también entre la comunidad científica.

Un apunte final: no está de más recordar que, como ocurre con todos los aspectos relacionados con la salud en general y con la pérdida de peso en particular, no hay una dieta, régimen o plan de adelgazamiento cien por cien efectivo, universal o infalible. Cada persona es un mundo y cada organismo funciona de forma distinta, de ahí la importancia de personalizar siempre la pauta de adelgazamiento que se va a seguir cuando se quiere perder peso y, sobre todo, de ponerse en manos de un profesional médico, cuyo consejo y asesoramiento debería ser el punto de partida de cualquier estrategia «antikilos».

Carla Nieto Martínez
Madrid, 6 de febrero de 2020

Primera parte

DOS PLANES
DE ALIMENTACIÓN
DISTINTOS...

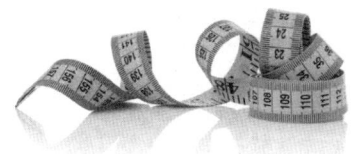

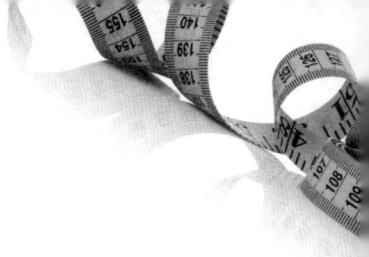

1
EL AYUNO INTERMITENTE

INTRODUCCIÓN

Si hay una opción adelgazante «de moda» esa es la que se basa en el ayuno en general y en el ayuno intermitente en particular. ¿La razón? A diferencia de otras dietas de adelgazamiento –las hay de todo tipo y muchas de ellas forman parte de la categoría de «pintorescas»– , esta propuesta aporta un *plus* absolutamente relevante: el interés por parte de la comunidad científica. En efecto, desde hace un tiempo, la restricción calórica enmarcada en el contexto de este planteamiento ha captado el interés de los médicos y son varios los estudios e investigaciones que se han puesto en marcha con el objetivo de confirmar no solo el papel del ayuno intermitente en la pérdida de peso, sino también sus posibles beneficios añadidos para la salud.

En líneas generales, las evidencias apuntan a que las personas que se adhieren tanto al ayuno en días alternos como a la alimentación con horario restringido (TRE, por sus siglas en inglés: *Time Restricted Feeding*), las dos modalidades o versiones más populares y, también, las más investigadas, tienen menos riesgo de desarrollar determinadas enfermedades, una mayor esperanza de vida y, también, más éxito en la pérdida de peso.

Sin embargo, abstenerse de comer durante un periodo de tiempo para eliminar el sobrepeso y mejorar el estado de salud no es en absoluto una práctica moderna.

Ya en la Antigua Grecia existía la idea de que ayunar mejoraba las capacidades cognitivas y favorecía la claridad mental. De hecho, uno de los máximos representantes del saber clásico, Plutarco, recomendaba «ayunar por un día en lugar de medicarse». Asimismo, en los textos de otros eruditos de la época, como Sócrates y Platón, se describen los beneficios de abstenerse de ingerir alimentos durante periodos más o menos prolongados.

Sin duda con un fin espiritual –y en absoluto dietético, estético o nutricional–, Serafín de Sarov, uno de los santos más venerados de la iglesia ortodoxa, hizo una de las definiciones más precisas de los beneficios que la privación de alimentos aporta a nivel corporal, al afirmar que «el cuerpo que ayuna se hace diáfano y liviano».

Ya en épocas más recientes, el líder político indio Mahatma Gandhi utilizó el ayuno como una de las estrategias (junto a la fe y a la reivindicación de la no violencia) en las que basó su lucha por la libertad de su país, afirmando en más de una ocasión que «cuando hay un dolor que no se puede eliminar, se debe ayunar».

Igualmente, el ayuno es un recurso con fuerte presencia en muchas religiones, que lo utilizan con un enfoque de renovación, purificación y eliminación de lo superfluo para centrarse en lo espiritual y trascendente y, también, como un ejercicio de autocontrol y penitencia.

EL ORIGEN DE LA ACTUAL TENDENCIA *FASTING*

Se puede decir que la transición «oficial» entre el concepto básicamente espiritual del ayuno a su práctica estandarizada como método enfocado hacia fines médicos en general y adelgazantes en particular se produjo a principios del siglo XX. En este contexto, surgieron distintos especialistas y escuelas entre los que destacó la del alemán Otto Buchinguer. Este médico germano, víctima de fiebres reumáticas, siguió el consejo de un colega y se sometió a una terapia de ayuno como consecuencia de la cual recuperó la movilidad de todas sus articulaciones. Con el aval de los resultados en su propio organismo de lo que él mismo definió como «la más intensa de todas las terapias», Buchinguer puso en marcha el método del ayuno terapéutico que sigue vigente en sus clínicas. La terapia Buchinger se basa en un ayuno controlado, que utiliza caldos de hortalizas y zumos de frutas y verduras recién exprimidos, agua y tisanas y pequeñas cantidades de carbohidratos y proteínas que suman en total 250 calorías al día. El proceso está en todo momento pautado y vigilado por profesionales médicos.

En la misma línea de Buchinguer, otros métodos basados en la restricción calórica han demostrado su eficacia como sistema de puesta a punto y depuración del organismo: el ayuno del suero lácteo, la cura Schroth...

Más recientemente, el ayuno terapéutico controlado se ha convertido en una estrategia al alza para abordar el tratamiento de pacientes obesos o con problemas de sobrepeso. De hecho, en países como Alemania, la Seguridad Social cubre el ayuno como terapia, y en otros como Brasil lo incluye en su cartera de servicios.

El hecho de que en los últimos años este planteamiento nutricional se haya puesto de moda ha venido de la mano de un nuevo enfoque, el de *fasting*, que es el que le ha dado al ayuno esa estructura de «dieta» que lo ha hecho tan popular (el concepto *fasting*, literalmente «ayuno» en inglés, abarca no solo la abstinencia de alimento, sino también la organización de los horarios de comida de forma que se alternen los periodos de ingesta de alimentos y los de ayuno).

Buena parte de esta popularidad se debe al documental *Eat, Fast, Live Longer* [Come, ayuna y vive más], emitido por la cadena de televisión británica BBC y que narra la experiencia personal del doctor Michael Mosley, médico y divulgador científico inglés, con una de las modalidades del ayuno intermitente, la 5:2, también conocida como *fast diet* ('dieta rápida'). El enorme éxito del documental dio origen al libro *La dieta Fast Diet*, escrito junto a la periodista Mimi Spencer, que recogía las hasta entonces últimas evidencias sobre los beneficios del ayuno y que dio forma a un método, el 5:2, que desde entonces es seguido por millones de personas en todo el mundo.

Tal y como el doctor Mosley explica en la introducción del libro, fue a raíz de una resonancia magnética que reveló que, pese a no tener sobrepeso, sus niveles de grasa visceral eran muy elevados, cuando la idea de hacer dieta le empezó a rondar la cabeza. Esta circunstancia coincidió más o menos en el tiempo con la propuesta que le hizo el editor de *Horizon*, popular serie científica de la BBC, de prestarse a ser un «conejillo de Indias» para una investigación sobre la longevidad basada en un sistema de ayuno que implicaba una restricción de calorías pero solo «algunas veces». Fue así como Michael Mosley viajó a Estados Unidos y se puso en contacto con los científicos que estaban investigando en lo que ya se empezaba a conocer como ayuno intermitente.

Algunas de las formas de hacer este ayuno implican no comer nada en veinticuatro horas o más. Otras, consisten en hacer una sola comida baja en calorías una vez al día, en días alternos. Probé ambas opciones, pero no me veía capaz de seguirlas de forma regular. Sencillamente, me resultaba demasiado duro. Así que decidí crear y probar mi propia versión modificada: cinco días a la semana comería normalmente; los dos restantes comería una cuarta parte de mi dosis habitual de calorías (es decir, unas 600). Después, dividí estas calorías en dos —unas 250 para el desayuno y 350 para la cena—, lo que suponía un ayuno de doce horas seguidas. También opté por dividir mis días de ayuno: ayunaría los lunes y los jueves. Me convertí en mi propio experimento.

Los resultados obtenidos por Michael Mosley —cuya experiencia sirve de hilo conductor al contenido de su libro— y el planteamiento, novedoso y con aval científico, del ayuno intermitente volvió a poner de moda este método e impulsó la búsqueda de nuevas evidencias científicas sobre sus beneficios más allá de la mera pérdida de peso.

SEÑAS DE IDENTIDAD

De forma genérica, el ayuno intermitente consiste en dividir la jornada en dos periodos: los horarios de comida, llamados «ventanas de alimentación» (sin restricción calórica o con una restricción mínima) y los periodos de ayuno (con ausencia de alimentos), que siempre son más prolongados que los de ingesta. Y este reparto horario se puede hacer de distintas maneras y con diferente periodicidad, pero en todas las versiones hay que tener claro que implica, por un lado, alterar los horarios de comida que se siguen habitualmente y, por otro, la necesidad de respetar la premisa clave, que es la de dejar de comer en los periodos de ayuno y consumir todas las calorías diarias en los periodos «ventana».

Este planteamiento tiene muchas ventajas que son las que lo hacen tan atractivo y popular:

- No hace falta contar calorías durante las ventanas de alimentación (aunque en algunas modalidades, el número total de calorías diarias está limitado).

- No se basa en la ingesta de determinados tipos de alimentos y la restricción y/o eliminación de otros.
- Es razonablemente compatible con la vida social (actividades de fin de semana, comer fuera de casa) y con los compromisos y celebraciones.
- Supone un buen método para las personas que comen de más (no tanto por hambre, sino a causa del estrés o por factores emocionales) y también para aquellas a las que les cuesta seguir una pauta ordenada de comidas.

El primer descubrimiento que suelen hacer quienes deciden seguir esta dieta es que hay muchos tipos de ayuno intermitente: ayuno en días alternos, método 5:2, método 16/8, ayuno 12/12, ayuno de veinticuatro horas...

Veremos las características de cada uno de ellos de forma detallada más adelante.

INSULINA, AUTOFAGIA Y OTROS EFECTOS DEL AYUNO EN EL ORGANISMO

Los efectos del ayuno en el organismo son directamente proporcionales a su duración, y para comprender este proceso hay que partir de la base de que la abstinencia de todo tipo de alimento produce cambios en el metabolismo, el cual se tiene que adaptar a esta nueva realidad que es la privación de nutrientes y conseguir así acceder a otras vías para obtener esa energía que no le llega por la forma de suministro habitual (los nutrientes de los alimentos).

Como consecuencia de este nuevo escenario se altera el trabajo de «procesamiento» o metabolización que el organismo hace de los nutrientes y también cambia significativamente el comportamiento habitual de las hormonas implicadas en este proceso, alterándose el papel que estas juegan en el manejo y utilización de la grasa por parte del organismo.

LA INSULINA ES LA PISTA

En este marco, destaca especialmente lo que ocurre con la insulina, cuyos niveles en sangre descienden notablemente ante la ausencia de alimento. Este descenso se explica analizando un poco el «guion» al que se ajusta la forma en la que el organismo procesa los alimentos desde que los ingerimos. Estos son descompuestos en el intestino gracias a la intervención de una serie de enzimas y se transforman o desglosan en moléculas que pasan a formar parte del torrente sanguíneo. Este proceso es especialmente curioso en el caso de los hidratos de carbono, ya que ese guion del que hablábamos varía según se trate de hidratos de carbono simples (aquellos que se encuentran de forma natural en la fruta, la leche y las hortalizas y también formando parte, generalmente como azúcares añadidos, de alimentos procesados) o de hidratos de carbono complejos (los que se encuentran en alimentos como el arroz, el pan, los cereales, las legumbres, la pasta y en todos los que contienen almidones o féculas, como la patata). Una de las principales características de los hidratos de carbono complejos es que se absorben de forma mucho más lenta que los simples, de ahí que produzcan una mayor saciedad, ya que tardan más en digerirse, frente a los hidratos de carbono simples, los cuales, una vez ingeridos, se descomponen rápidamente en el organismo.

Pero tanto en uno como en otro caso, los hidratos de carbono se transforman en glucosa (conocida también como «azúcar en sangre»), cuya principal misión es servir al organismo como carburante o fuente de energía que le permita realizar funciones tan determinantes como el movimiento. Sin embargo, lo habitual es que no toda esta energía se queme o se consuma, por lo que buena parte de ella permanece en el torrente sanguíneo.

Y ahí entra en escena la insulina: la presencia de glucosa en la sangre sirve de estímulo a la producción de insulina —también conocida como «la hormona del azúcar»— por parte del páncreas. A pesar de su mala fama (asociada fundamentalmente al desarrollo de la diabetes), la insulina cumple una función importantísima: la de redireccionar las moléculas de glucosa de forma que sean absorbidas por las células grasas del organismo en forma de «reserva energética». De esta manera, la insulina regula la manera en la que el organismo utiliza la glucosa como fuente primaria de energía (asegurando así que sus niveles en sangre sean los adecuados) y también juega un papel importante en la combustión de las grasas.

Cada vez que comemos, tanto los niveles de glucosa como los de insulina se elevan, volviendo a la normalidad a medida que avanza el proceso digestivo. Pero ¿qué ocurre en los periodos en los que no se consumen alimentos? Pues que la insulina «activa» su otra función orgánica: la de favorecer la combustión de esa energía almacenada en forma de grasa en las células, un proceso que se pone en marcha cuando el organismo, al no recibir «combustible» a través de los alimentos, echa mano de las reservas. Como veremos más adelante, este es el principal mecanismo implicado en la cetosis, pero también se trata de uno de los beneficios más destacables atribuidos al ayuno: el de permitir que los niveles de insulina bajen lo suficiente y durante el tiempo necesario como para que se inicie la combustión de grasa, lo que tiene como efecto primario la pérdida de peso.

A VUELTAS CON EL RITMO METABÓLICO

La idea —extendida— de que el ayuno intermitente ralentiza el metabolismo de forma más o menos inmediata, haciendo que este se ponga en una especie de «modo adelgazar», no cuenta con base científica suficiente y, de hecho, hay algún estudio que apunta a que puede producir justo el efecto contrario (acelerar el metabolismo), mientras que otras investigaciones no han encontrado diferencias significativas en cuanto a rapidez o lentitud metabólica en comparación con la alimentación «sin ayuno».

Respecto a esto, Mark Mattson, profesor de Neurociencia de la Universidad Johns Hopkins (Estados Unidos) y uno de los veteranos en el estudio del ayuno intermitente (lleva veinticinco años profundizando en su impacto sobre la salud, y dos décadas adoptándolo como forma de alimentación), explica en uno de los estudios más recientes sobre el tema, publicado en *The New England Journal of Medicine*, que los investigadores aún no han llegado a comprender totalmente los mecanismos específicos del cambio metabólico que se desencadenan en el organismo como consecuencia de seguir el ayuno intermitente. «Lo que sí está demostrado es que alternar entre ayunar y comer puede mejorar la salud celular y alterar el comportamiento metabólico en el sentido de que las células usan sus reservas de combustible, convirtiendo la grasa en energía». Mattson comenta que este proceso se explica por el fenómeno de flexibilidad metabólica, una «estrategia» que emplea el organismo para adaptarse a los periodos de escasez de alimentos y a la que los expertos en el tema atribuyen la supervivencia de nuestros antepasados prehistóricos en épocas de hambruna.

LA AUTOFAGIA, UN «RECURSO» ANCESTRAL

Se puede decir que los verdaderos creadores del ayuno intermitente fueron los hombres de las cavernas, obligados por las circunstancias en las que les tocó vivir, muy distintas a las de las sociedades actuales. En la Edad de Bronce no había supermercados, ni neveras ni método alguno que permitiera conservar los alimentos durante periodos prolongados de tiempo; por tanto, la pauta de alimentación se basaba en la ingesta sin límite de las piezas de animales que cazaban y los frutos y semillas que recolectaban mientras los tenían, y el ayuno forzado en épocas de escasez. Durante esta época de restricción calórica, el hombre de Cromañón y el resto de nuestros antepasados prehistóricos mantenían la salud y el bienestar gracias a las reservas nutricionales que los periodos de abundancia de alimentos habían dejado en su organismo.

Este apunte antropológico refleja que nuestra fisiología está «programada» o familiarizada con periodos de ayuno seguidos de etapas de excesos alimenticios. Por eso, el ayuno es una pauta que entronca con los patrones de alimentación de nuestros ancestros cazadores recolectores, aunque haya sido hace relativamente poco tiempo cuando la comunidad científica ha puesto la vista en este «legado», vinculándolo directamente al estudio de los efectos del ayuno intermitente en el organismo.

Una de esas funciones ancestrales que se activa ante la ausencia mantenida de ingestas alimenticias es la autofagia. Se podría definir como un proceso de reseteo, limpieza y puesta a punto interno, a nivel celular, que se pone en marcha durante el ayuno intermitente, y como consecuencia del cual las células reciben la señal de que deben desprenderse de los desechos y restos que les impiden funcionar con normalidad.

Una de las peculiaridades de la autofagia es que se produce en todas las células del organismo: cerebrales, digestivas, musculares, óseas..., de ahí que el mejor funcionamiento celular que se produce tras la autofagia se perciba en forma de una menor inflamación, mejores digestiones o menos dolores articulares, por ejemplo.

Está demostrado que la autofagia se activa aproximadamente treinta y seis horas después de iniciar el ayuno.

BENEFICIOS PARA LA SALUD: ÚLTIMAS EVIDENCIAS CIENTÍFICAS

Los potenciales beneficios del ayuno intermitente han sido objeto de numerosas investigaciones en los últimos años. En todas ellas, los expertos han buscado respuestas sobre sus efectos en los cambios de peso y, también, sobre otros parámetros, como los relacionados con la aparición de la diabetes tipo 2, las enfermedades cardiovasculares y sus factores asociados (colesterol, triglicéridos) y el cáncer, principalmente. También se ha analizado el posible vínculo entre esta pauta de alimentación y el ciclo biológico circadiano o la microbiota intestinal, así como su papel a la hora de realizar intervenciones sobre los comportamientos modificables del estilo de vida (dieta, actividad física, patrones de sueño...).

De todas estas investigaciones destacan especialmente dos: la revisión general del total de estudios realizados al respecto llevada a cabo en 2017 por las doctoras Ruth Patterson y Dorothy Sears, de la Universidad de California, San Diego (Estados nidos), y el estudio más reciente hasta el momento, elaborado por el equipo del doctor Slaven Stekovic, del Instituto de Biociencias Moleculares de la Universidad de Graz (Austria) y publicado en *Cell Metabolism*.

Ambas han servido tanto para avalar las ventajas del ayuno intermitente —y, también, concretar cuáles son estas— como para evidenciar la necesidad de llevar a cabo más estudios en este sentido, ya que muchas de las investigaciones realizadas hasta ahora o bien se han hecho en ratones o, en el caso de las que se han realizado con humanos, se trataba de grupos que no eran lo suficientemente numerosos como para que los resultados pudieran considerarse como concluyentes.

La revisión de las doctoras Patterson y Sears, titulada *Efectos metabólicos del ayuno intermitente*, parte de la búsqueda en Medline —una de las principales bases bibliográficas científicas—, de los términos «ayuno intermitente», «ayuno», «alimentación con restricción de tiempo» y «tiempo de alimentación». Tal y como explican en su documento, la búsqueda realizada en un solo mes (octubre de 2016) arrojó la friolera de 210.000 visitas, lo que pone en evidencia el interés sobre este tipo de opción nutricional que, según las autoras, contrasta claramente con las escasas recomendaciones por parte de los responsables de la salud pública acerca de la forma de llevar a cabo el ayuno intermitente, sus limitaciones, contraindicaciones, etc.

PÉRDIDA DE PESO... Y MUCHO MÁS

Independientemente de la modalidad de ayuno elegida, el principal beneficio de esta opción es una reducción del peso corporal. La explicación a este efecto está en la sinergia glucosa-insulina-combustión de grasa de la que hablábamos anteriormente (y en la que ahondaremos más adelante al analizar el proceso de la cetosis).

Una de las primeras investigaciones que se realizaron en el contexto de este *boom* que está experimentando el ayuno intermitente en los últimos años la realizaron en 2007 los doctores Varady y Hellerstein, quienes tras revisar una serie de estudios sobre ayuno en días alternos en roedores concluyeron que esta opción era tan efectiva como la simple restricción calórica para bajar el peso corporal asociado a la obesidad, con el *plus* de que, además, reducía las concentraciones totales de colesterol y triglicéridos, controlaba los genes asociados con la inflamación y tenía unos efectos beneficiosos sobre los factores de riesgo de cáncer, como la proliferación celular.

Desde entonces la doctora Krista Varady, que trabaja en el Departamento de Kinesiología y Nutrición de la Universidad de Chicago, ha participado en varios estudios en esta línea, todos ellos dirigidos a comparar los resultados arrojados por el ayuno intermitente con los obtenidos con un régimen hipocalórico tipo.

Uno de ellos, realizado en 2011 y que incluyó a ciento siete mujeres premenopáusicas, comparó el ayuno intermitente (dos días a la semana) con una pauta de restricción continua de calorías a lo largo de seis meses. Los resultados demostraron una pérdida de peso similar en los dos grupos y, también, mejoras en los marcadores de riesgo cardiovascular en ambos.

Para ahondar en estos hallazgos, Varady y su equipo abordaron una nueva investigación de cuatro años de duración (2011-2015) en la que reclutaron a cien participantes (ochenta y seis mujeres y catorce hombres), de entre deciciocho y sesenta y cinco años y con un índice de masa corporal (IMC) de 25 a 39,9 (indicador de sobrepeso-obesidad), sedentarios y sin patologías cardiovasculares ni diabetes. Se les sometió de forma aleatoria al ayuno en días alternos y a una restricción de calorías, y se les pidió que no cambiaran sus hábitos de actividad física. A los del grupo del ayuno se les pautó un consumo del 25 % de sus calorías iniciales (500 calorías aproximadamente) en una comida durante los días de ayuno y que en uno de los días de «no ayuno» consumieran el 125 % de sus calorías habituales divididas en tres comidas (a modo de «festín» u «homenaje»).

Al grupo de reducción calórica se les instó a consumir el 25 % menos de calorías cada día. Los dos grupos siguieron estas pautas durante seis meses. Pasado este tiempo, los integrantes de ambos grupos habían perdido la misma cantidad de peso (un 6,8 %), pérdida que fue ligeramente superior a los doce meses para los que hacían ayuno intermitente (6 % frente el 5,3 % del otro grupo). En cuanto a los otro factores —frecuencia cardiaca, presión arterial, índice de triglicéridos, glucosa en ayunas, resistencia a la insulina...— no hubo diferencias estadísticamente significativas en ninguno de los grupos.

En vista de estos resultados, los autores llegaron a la conclusión de que con el ayuno en días alternos se consiguen pérdidas de peso similares que con un régimen de reducción calórica. Sin embargo, la doctora Varady hizo hincapié en que esta similitud de resultados no es en absoluto un argumento en detrimento del ayuno, y destacó el hecho de que con esta opción alimentaria se había obtenido una reducción de peso clínicamente importante, de ahí que lo recomiende como un método alternativo y atractivo (debido a su enfoque distinto y menos monótono) para aquellas personas que no obtienen buenos resultado con una dieta hipocalórica tipo.

Actualmente, Varady y sus investigadores están inmersos en un nuevo estudio, de dos años de duración, que supone un paso más en estas evidencias, y en el que interviene un grupo de individuos con obesidad y prediabetes, con el objetivo de determinar si el ayuno intermitente puede vincularse a un menor riesgo de desarrollar esta enfermedad.

VENTAJAS CARDIOVASCULARES Y ANTIENVEJECIMIENTO

La investigación publicada en *Cell Metabolism* (a la que aludíamos anteriormente) no solo es una de las más recientes (sus resultados se publicaron a finales de agosto de 2019), sino que también se trata de uno de los primeros estudios clínicos aleatorizados que se han realizado específicamente sobre el ayuno intermitente.

Al igual que en el caso de la investigación de la doctora Varady, en esta también se comparó el ayuno en días alternos con la restricción calórica común. El equipo del doctor Stekovic, director del estudio, reclutó inicialmente a treinta participantes (adultos sanos, sin obesidad ni diabetes) que habían seguido el ayuno en días alternos durante un mínimo de seis meses antes de comenzar el estudio, y los comparó con un grupo de control sin patologías ni experiencia previa en el ayuno. El objetivo de este reclutamiento previo fue examinar la seguridad a largo plazo de esta opción alimentaria.

Pusieron en marcha entonces la investigación, realizada con un total de sesenta participantes (todos sanos y con un peso normal), asignados al azar a dos grupos: un grupo de control de ayuno en días alternos (alternaron treinta y seis horas de ingesta de cero calorías con doce horas de alimentación ilimitada) y otro que permitía comer sin límite. Se analizó a ambos durante cuatro semanas y, para asegurarse de que los del primer grupo no consumían calorías durante los días de ayuno, se les pidió que completaran un diario y se les monitorizó.

Una de las primeras evidencias respecto al grupo de ayuno fue que durante las doce horas en las que podían comer normalmente compensaban algunas de las calorías perdidas por el ayuno, pero no todas, lo que les permitió alcanzar una reducción calórica del 37,4 %, una media de pérdida de peso de 3,5 kg y un descenso en el índice de masa corporal (IMC) de 1,2 kg/m^2.

Pero los resultados reflejaron algo más: una importante reducción del colesterol y de los niveles de sICAM-1, un marcador relacionado con la inflamación y la enfermedad asociadas a la edad. Asimismo, en todos ellos se observó una reducción de los niveles de grasa visceral (la que se deposita en la zona del abdomen y a la que se considera un importante factor de riesgo cardiovascular).

El porqué de estos parámetros, como en otros tantos aspectos que están evidenciado los estudios sobre el ayuno intermitente, es algo que aún está por determinar, tal y como reconoció uno de los autores del estudio, el doctor Thomas Pieber, jefe del servicio de Endocrinología de la Facultad de Medicina de la Universidad de Graz: «La razón por la que la restricción calórica y el ayuno inducen tantos efectos beneficiosos es algo que aún no está del todo claro».

ESTRATEGIA ANTIGRASA Y ANTICOLESTEROL

Un estudio piloto, cuyos resultados se han publicado recientemente también en *Cell Metabolism,* demostró que limitar el consumo de alimentos a diez horas al día (pauta de alimentación con horario restringido 14/10) no solo favorece la pérdida de peso, sino que mejora el nivel de lípidos en sangre, especialmente el colesterol. El estudio, liderado por el doctor Michael Wilkinson, de la Universidad de California en San Diego (Estados Unidos), se llevó a cabo con diecinueve mujeres con síndrome metabólico, casi todas obesas, la mayoría de las cuales estaban tomando estatinas (fármacos para el control del colesterol), antihipertensivos o ambos a la vez. Se las instó a restringir el consumo de alimentos a un periodo de diez horas al día (sin restricciones ni calóricas ni alimenticias) durante un total de doce semanas (implementándose por tanto un ayuno nocturno de catorce horas). Los resultados demostraron una reducción de peso de aproximadamente 3,3 kg (un 3 % del peso corporal), una disminución del 3 % del IMC, del 3 % del total de grasa corporal; también del 3 % de la grasa visceral y una reducción del 4 % del perímetro de cintura (se sabe que un exceso de grasa en esta zona corporal es un factor de riesgo tanto cardiovascular como para el desarrollo de la diabetes). Un aspecto que llamó la atención de los investigadores es que las cifras de estos parámetros, sobre todo la cantidad de peso perdida, fueron las equivalentes a las que se conseguía mediante las pautas «clásicas» para perder peso, basadas en la restricción calórica y el aumento de la actividad física.

Además, y en línea con los resultados arrojados por el estudio liderado por el doctor Slaven Stekovic, se observaron reducciones significativas en los parámetros relacionados con el colesterol: colesterol total, colesterol, LDL (el «malo») y colesterol HDL (el «bueno»). También mejoraron las cifras de presión arterial y de glucosa en sangre. Los autores del estudio hicieron hincapié en el alto grado de cumplimiento que las pacientes habían hecho del ayuno tanto durante el estudio como una vez acabado este (más de una cuarta parte optó por seguir con esta estrategia), de lo que dedujeron que la pauta de ayuno en tiempo restringido 14/10 es una opción no solo efectiva, sino factible de cumplir a más largo plazo en pacientes con síndrome metabólico.

«ALIADO» DEL RITMO CIRCADIANO

Una de las líneas en las que se están focalizando muchas de las investigaciones sobre el ayuno intermitente es la de la adecuación de esta pauta de alimentación a los ritmos biológicos en general y al circadiano en particular.

Los hallazgos más recientes en este sentido demuestran que el cuerpo asimila de manera diferente las calorías en función de la hora del día, de manera que, por ejemplo, comer o cenar tarde se ha relacionado con un mayor riesgo de obesidad. Sobre esta evidencia, un equipo de investigadores del Centro de Investigación Biomédica en Red de Fisiopatología de la Obesidad y Nutrición (CIBEROBN), en España, acaba de presentar los resultados de un estudio, publicado en la revista científica *Nutrients*, que han mostrado que la irregularidad en los horarios de comidas durante los fines de semana, denominada por los autores como *eating jet lag*, podría estar relacionada con un aumento del índice corporal (IMC). Tal y como explican los autores del estudio (el primero que demuestra la importancia de la regularidad de los horarios de las comidas en el control de peso), nuestro reloj biológico organiza temporalmente el organismo para asimilar y metabolizar las calorías que consumimos durante el día, mientras que por la noche, «prepara» al cuerpo para el ayuno que se produce mientras dormimos. Estas evidencias están en línea con los beneficios que aportan ciertas modalidades de ayuno intermitente, especialmente la 16/8.

En el mismo sentido, los autores del estudio dirigido por el doctor Michael Wilkinson apuntaron como una de las razones de los resultados favorables observados el hecho de que la pauta de ayuno favorece unos horarios regulares de comida ajustados a los «dictados» biológicos. Tal y como explicaron, se sabe que los horarios de comida irregulares afectan de manera adversa a la salud cardiometabólica, concretamente, que la alteración crónica de los ritmos circadianos incrementa el riesgo de síndrome metabólico, el cual incluye obesidad, dislipemia, hipertensión y resistencia a la insulina. Y, de la misma manera, los patrones de alimentación erráticos o los picoteos o ingestas reiteradas a lo largo del día pueden alterar los ritmos circadianos. Por el contrario, el consumo de alimentos durante periodos restringidos induce y mantiene un ciclo de alimentación y ayuno que favorece unos ritmos circadianos regulares, con los beneficios para la salud que ello implica.

FORTALECIMIENTO DEL SISTEMA INMUNITARIO (REFUERZA LAS DEFENSAS)

Otra de las conclusiones arrojadas por la investigación de la Universidad de Graz fue que, en comparación con las dietas basadas en la restricción continua de calorías (a las que estudios previos habían relacionado con un debilitamiento del sistema inmunitario y, también, con una alteración del sistema óseo), los participantes del grupo de ayuno en días alternos mantenían una inmunidad estable, sin alteración de ningún tipo en la función de las células inmunitarias. Según los autores, una explicación a que, pese a la reducción alimenticia, la inmunidad no se vea afectada puede estar en ese mecanismo de defensa y protección del organismo que es la autofagia y que se activa durante los «descansos» del ayuno. Tal y como explicaron los investigadores, esta es también la razón de la seguridad aparente del ayuno en días alternos, ya que, como hemos visto anteriormente, la autofagia pone en marcha un proceso de reparación y reciclaje de las células, lo que mejora sus funciones metabólicas y elimina fallos o daños asociados al envejecimiento. Y todo ello redunda en un refuerzo del sistema inmunitario.

MÁS MEMORIA, MENOS RIESGO DE ALZHÉIMER Y MEJOR SALUD CEREBRAL

Varios estudios apuntan a que el ayuno intermitente podría tener importantes beneficios a nivel neurológico y cerebral. Concretamente, hay evidencias de que los cambios producidos en el organismo por el ayuno pueden aumentar la resistencia al estrés, al optimizar la función cerebral y la neuroplasticidad (capacidad del cerebro para adaptarse y desarrollarse a lo largo de la vida) y también que los adultos mayores que siguen una dieta restringida en calorías muestran una mejor memoria verbal en comparación con los que no ayunan, según las pruebas cognitivas a las que fueron sometidos aquellos que participaron en estudios realizados en este sentido.

En opinión de Mark Mattson, que incorpora todas estas investigaciones a su análisis publicado en *The New England Journal of Medicine*, aunque se necesitan más estudios para probar los efectos del ayuno intermitente en el aprendizaje y la memoria, estas evidencias apuntan a que esta opción alimentaria podría ayudar a prevenir la neurodegeneración y la demencia.

AYUNO Y PACIENTES ONCOLÓGICOS

Como veremos al hablar de la dieta *keto*, se sabe que las células tumorales necesitan el aporte de glucosa para crecer y reproducirse, así que todo apunta a que cuando disminuyen los niveles de azúcar en sangre (uno de los efectos metabólicos del ayuno), estas células lo tienen realmente mal para sobrevivir, lo que lleva a contemplar un potencial efecto anticancerígeno que actualmente se está investigando. Las evidencias más recientes en este sentido se aportaron en el último congreso anual de la Advanced Practitioner Society for Hematology and Oncology (APSHO) estadounidense. En este encuentro se habló de las alternativas nutricionales más recomendables para los pacientes oncológicos. La postura de los expertos al respecto fue, en primer lugar, advertir de que se necesitan mejores estudios aleatorizados controlados que permitan recomendar el ayuno como opción para, por ejemplo, minimizar los efectos secundarios de la quimioterapia. Y, en segundo lugar, corroborar que actualmente se dispone de evidencias que demuestran que el ayuno intermitente, concretamente la modalidad 12/12 (de 19.00 a 7.00 horas, por ejemplo) permite controlar la glucemia, disminuye la hemoglobina glucosilada y ayuda a controlar el peso y, también, que estos datos están en línea con otros que relacionan el ayuno con una mayor supervivencia en pacientes con cáncer de mama. Asimismo, los expertos señalaron que los resultados de estudios a pequeña escala sugieren que el ayuno en días alternos puede reducir la toxicidad de la quimioterapia a base de platino.

EL «MITO» DEL DESAYUNO, CUESTIONADO

Las investigaciones más recientes también han arrojado otras evidencias que, si bien no se refieren directamente al ayuno intermitente, sí avalan algunas de las circunstancias que lo rodean. Es el caso de la recomendación que incluyen muchas de las modalidades de ayuno en el sentido de «saltarse» el desayuno, un planteamiento que es justo el contrario al que durante muchos años han venido defendiendo, casi como un dogma, los especialistas en nutrición, con el argumento de que la primera ingesta del día resulta fundamental para asegurar al organismo los niveles de energía necesarios y, también, para mantener el hambre a raya.

Sin embargo, cada vez más voces del ámbito científico cuestionan la «rotundidad» de esta idea, en línea con los resultados de investigaciones como el metaanálisis llevado a cabo por el equipo de la doctora Katherine Sievert, de la Escuela de Salud Pública y Medicina Preventiva de la Universidad de Monash, en Melbourne (Australia) y centrado en la relación entre el desayuno y la mayor facilidad para perder peso. Una de las conclusiones de este trabajo fue que no existe evidencia que apoye la afirmación de que omitir el desayuno favorezca el aumento de peso. Así lo demostró el análisis de los estudios incluidos en el metaanálisis en los que se comparó a participantes que no desayunaban con los que sí lo hacían, y que constató cómo los primeros consumían menos cantidad de calorías al día. En esta investigación también se apunta al posible papel que la microbiota intestinal puede tener en este proceso y que avalaría la supresión del desayuno, relacionada, ahora sí, con el ayuno. Así, tal y como comentó uno de los autores, al igual que ocurre con determinados tipos de comidas, también puede haber una conexión entre el horario de la ingesta y la microbiota, ya que los cien billones de microbios intestinales tienen un ritmo circadiano y varía su composición en función de los periodos de ayuno y comida.

GUÍA PRÁCTICA: CÓMO HACERLO

CONSIDERACIONES PREVIAS
- La mayoría de los autores que han escrito sobre el tema y de los expertos que han analizado el ayuno intermitente coinciden en que la mejor forma de iniciarse

en el *fasting* es ir de menos a más, es decir, hacerlo poco a poco, de forma que, por un lado, el organismo se acostumbre tanto a la restricción alimenticia como a los nuevos horarios en los que se hacen las comidas y, por otro, que podamos ir testando si se presentan algunos efectos adversos que puedan atribuirse a este planteamiento dietético (mensajes del organismo frente a esta nueva pauta de alimentación).

- La mayoría coincide en que la mejor manera de hacer el ayuno «sin sentir» es saltarse el desayuno, una recomendación que, como ya hemos visto, ya no está tan «demonizada» como hasta ahora por parte de la mayoría de los nutricionistas, sino que incluso cuenta con el aval de algunas investigaciones recientes. Además, en el contexto del ayuno intermitente, suprimir la primera comida del día tiene sentido ya que, en la práctica, consiste en prolongar el ayuno que de forma natural realizamos mientras dormimos —ayuno nocturno— y que implica estar, como mínimo, de ocho a diez horas sin comer.
- Una vez que saltarse el desayuno ha dejado de ser una rareza en la rutina diaria, el siguiente paso es ir prolongado la duración de los periodos sin comer. Puede resultar menos estresante (y, también, efectivo para evitar la sensación de «restricción») hacerlo sin cronómetro, es decir, hasta que aguante el cuerpo sin dar señales de hambre. Este periodo puede variar de un día a otro, así que lo mejor es prolongar estas ventanas de alimentación espontánea para determinar cuál sería la más adecuada en función de la respuesta del

organismo. Eso sí, una vez establecido el patrón de ayuno intermitente que se ha de seguir, hay que respetarlo todos los días, si se quieren obtener resultados y para asegurar así la eficacia de la dieta.

PAUTAS Y CUESTIONES PRÁCTICAS
Muy importante: la hidratación

Independientemente de la modalidad de ayuno elegida, es muy importante asegurar la adecuada hidratación del organismo, a través de agua en sus diferentes formas (incluyendo caldos y tisanas). Especialmente peligrosa en este sentido es la opción de lo que se conoce como «ayuno seco», consistente en ingerir poco o ningún líquido durante la duración del ayuno, una práctica absolutamente contraindicada y respecto a la que los especialistas han advertido no solo del riesgo de deshidratación que implica, sino también acerca del peligro que supone para el funcionamiento del organismo, con las consecuencias negativas que se pueden derivar de ello.

Mentalización y constancia

Aunque es algo común a todas las dietas y planes de adelgazamiento, hay que tener claro antes de decidirse a iniciar el ayuno intermitente que, en cualquiera de sus modalidades, exige altas dosis de mentalización, compromiso y fuerza de voluntad. De hecho, tal y como demostró una investigación publicada en *JAMA* en 2017, casi el 40 % de las personas que siguieron una dieta de ayuno abandonaron al poco tiempo. Una de las razones de este abandono es que tras la privación siempre subyace el «efecto recompensa», tal y como explicó el doctor Frank Hu, director del Departamento de Nutrición de la Universidad de Harvard (Estados Unidos) y uno de los autores de este estudio:

> La naturaleza humana hace que las personas tiendan a recompensarse a sí mismas tras realizar un gran esfuerzo, como hacer ejercicio o ayunar durante un largo periodo de tiempo, y esto favorece el riesgo de caer en hábitos alimentarios poco saludables en los días u horas en los que no se ayuna.

Contar con el «factor hambre» y manejarlo

Aunque la sensación de hambre puede variar de una persona a otra, es un elemento con el que hay que contar, tal y como advierte el doctor Frank Hu:

> Se debe advertir a los pacientes que al principio es común sentir hambre y también que aparezca la irritabilidad, situaciones que van desapareciendo a medida que el cuerpo y el cerebro se acostumbran al nuevo hábito.

En este sentido, es importante dedicar unas líneas a diferenciar entre el hambre «real», producida por la ausencia de ingesta de alimentos, y los otros tipos de «hambre», es decir, aquella que no está inducida por el sistema digestivo, sino que es una manifestación de otros factores como el estrés, la ansiedad, el aburrimiento o las preocupaciones, y que incitan no solo a comer más de la cuenta, sino también a decantarse por aquellos alimentos que más engordan, y que generalmente son ricos en hidratos de carbono.

Una de las claves para diferenciar estas «hambres» es determinar en qué momento del día se produce la sensación. Así, por ejemplo, una clara muestra de la necesidad de comer asociada a ansiedad es lo que se conoce como «síndrome del comedor nocturno», aunque también podría denominarse hambre psicológica, un comportamiento que cada vez afecta a un mayor número de personas. Las investigaciones realizadas al respecto han demostrado que se trata de una forma particular de atracón producida por una mezcla de tres tipos de problemas o alteraciones: alimentarios, del sueño y del estado de ánimo, y que la mayor parte de las personas que lo padecen son mujeres de entre treinta y cincuenta años, generalmente con un trabajo de responsabilidad y que habitualmente siguen una dieta de adelgazamiento.

Está demostrado también que el deseo irrefrenable de comer se da especialmente por la noche, cuando las defensas psicológicas están más bajas. De hecho, hay estudios que sitúan en torno a las tres de la mañana el pico de angustia, esto es, el momento en que esa ansiedad o hambre psicológica alcanza su momento más álgido. La razón de esta nocturnidad estriba en que durante el día, debido a que la actividad es más intensa, resulta más fácil mantener a raya las preocupaciones o pensamientos negativos que se esconden detrás de este comportamiento, mientras que por la noche, este tipo de sensaciones se hacen más latentes y difíciles de controlar.

Las evidencias demuestran que cada vez son más las personas que acuden al especialista a causa de este de problema. Según expertos de la Escuela de Medicina de la Universidad de Pennsylvania (Estados Unidos) este trastorno afecta al 1,5 % de la población norteamericana.

Es importante detectar si se padece esta alteración de conducta antes de optar por un plan de ayuno intermitente, ya que el «síndrome del comedor nocturno» es incompatible con la mayoría de las opciones, en las que precisamente se aprovechan las horas de sueño para incluirlas en el periodo de ayuno.

En estos casos, lo mejor es ponerse en manos de un profesional, en primer lugar, un endocrino o médico experto en nutrición, que paute un plan de alimentación equilibrado con un reparto de alimentos y nutrientes tal que mantenga estables los niveles de hambre. Pero también es conveniente consultar con un psicólogo para que resuelva la otra sensación, la ansiedad, que va de la mano del hambre en este tipo de comportamientos.

Por otro lado, se sabe que el hecho de que en situaciones de ansiedad se produzca apetencia de determinados alimentos (dulces, generalmente) tiene una explicación hormonal: frente al estrés, el organismo libera varias hormonas que tienen el objetivo de ayudarnos a seguir adelante (hidrocortisona, cortisol, adrenalina y noradrenalina). Estas hormonas también están implicadas en el proceso de acumulación de grasa en la zona abdominal. Por eso, ante situaciones que producen estrés o ansiedad, hay una «incitación fisiológica» a comer más y consumir más calorías, ya que el organismo entiende que necesita más combustible para poder mantener el ritmo y compensar el cansancio.

Además, y según investigaciones recientes, el hecho de que cuando aumenta el estrés algunas personas sientan una mayor sensación de hambre se debe a que nuestro organismo, en una especie de mecanismo de defensa, activa también las hormonas responsables del hambre (concretamente la grelina), haciendo que funcionen a modo de antidepresivo y ansiolítico. Esta es la razón del bienestar psíquico que se siente cuando este tipo de hambre se sacia.

TIPOS DE AYUNO INTERMITENTE: ¿QUÉ OPCIÓN ELEGIR?

No existe una modalidad de ayuno intermitente estándar e infalible para todo el mundo. Y a diferencia de otras opciones para perder peso, una de las ventajas del *fasting* es precisamente su flexibilidad respecto a la alternancia de días en los que se puede hacer y la duración de los periodos de ayuno y las ventanas de alimentación. Sin embargo, las características de la sociedad actual, en las que las prisas, las agendas apretadas y la falta de tiempo son señas de identidad generalizadas, no facilitan en muchas ocasiones establecer una pauta ayuno-ingesta. Por suerte, se puede seguir cualquiera de las modalidades de esta dieta siempre y cuando se mantengan las dos máximas en las que se sustenta: respetar los horarios establecidos y no consumir alimentos durante los periodos de ayuno.

EN BUSCA DE UNA VENTANA DE ALIMENTACIÓN «A MEDIDA»

Determinar cuál es el mejor periodo para introducir la ventana de alimentación es una decisión que requiere reflexión y planificación: es importante ser realista respecto a los horarios y compromisos que se tienen —las agendas a semana vista son muy útiles en este sentido— y también tener en cuenta el comportamiento personal respecto a la comida —si se come fuera de casa, las horas del día en las que uno se siente más hambriento, los momentos en los que la ocupación laboral es más intensa y, por lo tanto, es menos habitual que aparezca el hambre— y otros factores como las actividades de ocio, la práctica de deporte o la forma en la que cambia la rutina durante las vacaciones.

De esta forma, se podrá determinar el plan de ayuno intermitente lo más adaptado posible al estilo de vida y las circunstancias personales.

Así, por ejemplo, si se tiene un horario laboral de 9.00 a 17.00 horas, se puede hacer un ayuno 18/6, estableciendo la ventana de alimentación entre las 7.00 y las 13.00 horas, repartiendo la ingesta entre un abundante desayuno y un almuerzo temprano.

Las personas que trabajan o estudian en turno de tarde pueden programar su ventana de alimentación entre las 9.00 y las 15.00 horas, mientras que los más madrugadores pueden adelantar el desayuno y hacer una ventana comprendida entre las 6.00 y las 12.00 horas.

TODOS LOS DÍAS O DE FORMA ALTERNA

Básicamente, hay dos tipos de ayuno intermitente: en días alternos (dentro del que encuentra el método 5:2 o *fast diet*) y el ayuno con horario restringido o TRE, que consiste en no consumir nada durante un periodo determinado del día, todos los días, y limitar la ingesta a otro periodo, más corto en el tiempo, sin necesidad de reducir la cantidad de calorías ingeridas.

Vamos a analizar detenidamente en qué consiste cada uno de ellos y la forma en la que se deben llevar a cabo:

I-AYUNO EN DÍAS ALTERNOS

1. MÉTODO 5:2

Cómo ya hemos visto, es el que ha «puesto de moda» el ayuno como opción dietética contemporánea. Se basa en reducir dos días a la semana (seguidos o alternos) la ingesta total de calorías (con menús de no más de 600 calorías en los hombres y de 500 calorías en las mujeres) y seguir el resto de los días una alimentación sin ningún tipo de restricción, ni calórica ni nutricional.

Este planteamiento tiene la ventaja de que elimina buena parte del componente restrictivo que se asocia a la mayoría de las dietas. El hecho, por ejemplo, de poder comer sin ningún tipo de restricción durante el fin de semana, es uno de los motivos que lo hacen tan atractivo.

Cómo hacerlo

- Se dispone de un total de 500-600 calorías para toda una jornada (las dos en las que se va ayunar), lo que da libertad para repartirlas en el número de comidas que se quiera y también para elaborar los menús con los alimentos que resulten más apetecibles, siempre y cuando no se sobrepase el total de calorías permitido (*ver la tabla de la página 57*).
- Es importante, sobre todo al principio, planificar al máximo los menús de los días de ayuno, y para ello hay dos herramientas imprescindibles: una báscula de cocina (para pesar los alimentos) y una calculadora de calorías (en papel, *online*, en los móviles u otro dispositivo…), para así evitar el principal riesgo que tiene este planteamiento: pasarse de calorías.
- En cuanto a los días de no ayuno, la alimentación es libre pero, lógicamente, se aconseja no aumentar «artificialmente» la cantidad de alimentos para «compensar» los días de ayuno. Opciones como la dieta mediterránea son las que más se recomiendan como plan a seguir en estos días.
- La dieta 5:2 original estaba planteada para hacerse en días alternos, pero las versiones más recientes contemplan la posibilidad de ayunar de forma consecutiva (dos días seguidos a la semana), una opción que, según algunas investigaciones, puede mejorar la sensibilidad a la insulina, que es uno de los principales marcadores de riesgo para desarrollar una diabetes de tipo 2.

2. DIETA «DEL DÍA SIGUIENTE» (*ALTERNATE-DAYFASTING* O ADF)

Consiste en alternar días sin restricción de alimentos, en los que se come de forma habitual, con días en los que solo se ingiere una comida, que proporciona alrededor del 25 % de las necesidades calóricas diarias. Buena parte de los estudios que se han realizado sobre el ayuno se han basado en esta pauta.

Cómo hacerlo

- Durante el día de ayuno, la cantidad de calorías consumidas debe ser el equivalente al 25 % de las que se consumen habitualmente (entre 500-600 kcal, con un planteamiento similar al de la dieta 5:2).
- Un plan tipo sería el de ayunar, por ejemplo, lunes, miércoles y viernes y comer el resto de los días sin ningún tipo de restricción.
- Al ayunar durante más días, es una dieta más restrictiva que la 5:2, así que es necesario estar muy pendiente de cualquier déficit nutricional que pueda producirse y asegurarse una dieta lo más completa y equilibrada posible en los días de no ayuno.
- Una buena idea es entrenarse en esta modalidad haciendo previamente la dieta 5:2 durante, por ejemplo, dos o tres semanas y pasar luego a la alternancia.

EL REPARTO DE COMIDAS EN LA VERSIÓN ALTERNA

Tanto en la dieta 5:2 como en el ayuno en días alternos, el total de calorías diarias se puede repartir de distintas formas a lo largo del día, y esto es lo que marca la principal diferencia entre estas modalidades de ayuno y las que se encuadran dentro de la tipología de dietas «con horario restringido» (TRE). Básicamente, hay tres posibilidades:

1. **Repartir las calorías en «tentempiés» a lo largo del día.** Es la opción más llevadera del ayuno, y está especialmente indicada para los no iniciados en este modelo de alimentación y también para aquellas personas de temperamento nervioso o que estén muy acostumbradas a picar entre horas. Su efecto sobre la pérdida de peso puede ser menos visible que en las otras modalidades, pero es igual de eficaz siempre y cuando no se sobrepasen las calorías diarias permitidas.
2. **Una única comida al día.** Muchas personas optan por consumir todas las calorías en una sola comida, generalmente a la hora del almuerzo. De esta forma, el tiempo que el organismo pasa en «modo ayuno» es más prolongado, lo que favorece una mayor combustión de la grasa almacenada y facilita, a la larga, un mayor adelgazamiento. Es una buena opción como preámbulo a los ayunos más prolongados, encuadrados en la categoría TRE.
3. **Dos comidas al día.** Es la opción por la que se decantan la mayoría de los seguidores de este método. Las evidencias demuestran que esta fórmula (preferiblemente el desayuno y una merienda-cena o cena temprana) es la más efectiva desde el punto de vista de la pérdida de peso mantenida, la que resulta más saludable y, también, la más llevadera.

ALIMENTOS QUE SE HAN DE EVITAR EN LAS JORNADAS DE AYUNO

Junto al número de calorías, los alimentos que se incluyan en el menú de los días de ayuno deben tener tres características: ser ricos en proteínas, bajos en hidratos de carbono y saciantes. Con estas pautas, el abanico de alimentos entre los que elegir es muy amplio. Sin embargo, hay algunos nutrientes que se deben evitar en las jornadas de ayuno intermitente, tanto por su excesivo contenido energético como por otras peculiaridades que no los hacen especialmente recomendables a la hora de perder peso.

Estos son algunos ejemplos:

- **Determinadas frutas.** Aunque las frutas en general son un buen ingrediente al que recurrir en los días de ayuno, hay algunas que se deben evitar debido al elevado número de calorías que aportan y también por ser muy ricas en hidratos de carbono: el plátano, el coco, la ciruela pasa, los higos, las cerezas, la chirimoya, los dátiles...
- **Grasa vegetal y manteca de cerdo.** Son dos de las principales fuentes de grasas *trans* o hidrogenadas. No solo aportan muchas calorías, sino que son perjudiciales para la salud. Se encuentran sobre todo en los alimentos preparados y en la bollería, así que es importante mirar con lupa las etiquetas de estos alimentos.
- **Mantequilla.** Esta grasa de origen animal es una importante portadora de grasas *trans*, al igual que ocurre con algunas margarinas. Asimismo, al ser un derivado lácteo, también aporta grasas saturadas.

- **Alimentos fritos.** La fritura es el tipo de cocción que más calorías aporta pero, además, la mayor parte de los alimentos fritos comercialmente incluyen las grasas *trans* en su proceso de elaboración.
- **Ciertos tipos de carne.** El vacuno, el cordero y el cerdo suman más calorías que las carnes blancas y contienen cantidades importantes de grasas saturadas.
- **Lácteos enteros.** Su contenido calórico es sensiblemente más elevado que las versiones desnatadas, ligeras y 0 % grasa (que son las más recomendables en una dieta baja en calorías). Además, al ser alimentos de origen animal, el contenido en grasas saturadas tanto de la leche entera como de los quesos y los yogures enteros (con toda su grasa) es elevado.
- **Aceite de palma y de coco.** A diferencia de otros aceites vegetales, estos contienen cantidades importantes de grasas saturadas. Suelen estar presentes en la composición de bollería, pasteles industriales y diferentes tipos de *snacks* salados.
- **Carbohidratos blancos (con almidón).** Fundamentalmente tres de ellos: las pastas, las patatas y el pan, ya que su Índice Glucémico (esto es, la rapidez con la que un alimento puede elevar el nivel de azúcar en sangre) es muy alto. La mejor opción son siempre los alimentos con un IG bajo: verduras, lentejas, cereales integrales... que, además, aportan menos calorías.
- **Y una lista de prohibidos.** Esta es una selección, a modo de recordatorio, de algunos de los alimentos que hay que evitar consumir los días de ayuno intermitente: conservas en aceite, azúcar de todo tipo, chocolate,

kétchup, mayonesa, chorizo, morcilla, fiambres grasos, fritos de todo tipo, hamburguesas, *snacks* salados, alcohol, refrescos, bollería industrial, repostería, hojaldres, *pizzas*, caramelos y similares, bechamel y otras salsas con harina, helados, barritas de cereales, bebidas energéticas, galletas de todo tipo, aderezos y salsas preparadas, carne de cerdo.

PARA NO PASARSE DE CALORÍAS

La siguiente tabla orientativa incluye algunos de los alimentos más recomendables (por su aporte nutricional y su poder saciante) para elaborar los menús de los días de ayuno intermitente, y las calorías que aportan 100 g de cada uno. Utilizar esta herramienta u otra similar es muy útil no solo para mantener la cantidad de calorías dentro de los límites establecidos, sino también para consumir preparaciones lo más variadas y saludables posible:

ALIMENTO	CANTIDAD	KCAL
Aceite de girasol	1 cucharada	119
Aceite de oliva	1 cucharada	119
Aceitunas negras	100 g	301
Aceitunas verdes	100 g	142
Ajetes	100 g	29
Ajo	100 g 1 diente	135 7
Albahaca	100 g	27
Alcaparras	100 g	36
Apio	100 g	22
Arándanos	100 g	61

ALIMENTO	CANTIDAD	KCAL
Atún claro natural	100 g	100
Avena	En copos (100 g)	367
	Salvado (100 g)	246
Beicon	100 g	575
Berenjenas	100 g	16
Berro	100 g	20
Brécol	100 g	25
Caballa fresca	100 g	187
Calabacín	100 g	16
Calabaza	100 g	30
Caldo de carne	1 cubito	28
Caldo de pollo	1 cubito	20
Caldo de verduras	1 cubito	15
Cebolla	100 g	24
Cebolla morada	100 g	30
Cebolleta	100 g	35
Champiñones	100 g	18
Cilantro picado	100 g	90
Coles de Bruselas	100 g	31
Coliflor	100 g	25
Copos de cereales integrales (desayuno)	100 g	320
Endibias	100 g	16
Eneldo	100 g	253
Espárragos blancos	100 g	19
Espárragos trigueros	100 g	18
Espinacas	100 g	23
Frambuesas	100 g	30
Fresas	100 g	27
Gambas	100 g	87
Gelatina neutra	1 lámina	6
Granada	100 g	32

ALIMENTO	CANTIDAD	KCAL
Grosellas	100 g	45
Guindilla picante	100 g	47
Guisantes	100 g	60
Harina de trigo	100 g	348
Harina de trigo integral	100 g	322
Hinojo	100 g	34
Huevos	1 unidad	75
Huevos de codorniz	1 unidad	16
Jamón cocido	100 g	108
Jamón de pavo	100 g	88
Jamón serrano (sin grasa)	100 g	218
Judías verdes	100 g	24
Kiwi	100 g	57
Langostinos	100 g	112
Leche desnatada	100 ml	35
Leche evaporada Ideal	100 ml	116
Lechuga	100 g	18
Lenguado	100 g	87
Lentejas. Crudas	100 g	338
Lentejas cocidas (en lata o cristal)	100 g escurridos	94
Levadura en polvo	1 sobre	15 g 25
Limón	100 g	22
Limón (zumo)	100 ml	8
Mandarina. Una unidad	100 g 44 g	44 19
Mango	100 g	56
Manzana	100 g	59
Maracuyá	100 g	70
Melocotón	100 g	40
Melón	100 g	35
Menta fresca	100 g	44

ALIMENTO	CANTIDAD	KCAL
Miel	100 g	304
	1 cucharada	63
	1 cucharadita	21
Mostaza de Dijon	1 cucharada	5
Muesli	100 g	396
	1 cucharada	59
Naranja	100 g	40
Nata líquida para cocinar	100 ml	125
Nueces	100 g	674
Orégano	100 g	265
Pan de *baguette*	100 g	258
	1 rebanada	52
Pan blanco	100 g	275
Pan de centeno	100 g	241
Pan integral	100 g	262
	1 rebanada (25 g)	66
Pan de molde	100 g	292
Pan tostado	100 g	356
	1 rebanada	142
Pan tostado tipo *cracker*	1 unidad	20
Patatas	100 g	80
Pavo (muslo)	100 g	186
Pavo (pechuga)	100 g	134
Pepinillos	100 g	60
Pepino	100 g	16
Perejil	100 g	30
Pimienta negra en grano	100 g	280
Pimienta roja en grano	100 g	318
Pimiento amarillo	100 g	22
Pimiento rojo	100 g	22
Pimiento verde	100 g	16
Pimientos del piquillo	100 g	19
Piña	100 g	46

ALIMENTO	CANTIDAD	KCAL
Pistachos	100 g	638
Pitahaya o fruta del dragón	100 g	36
Pollo (muslo)	100 g	130
Pollo (pechuga)	100 g	108
Puerros	100 g	32
Pulpo	100 g	57
Queso de cabra tierno	100 g	208
Queso en lonchas 40 % MG	100 g 1 loncha	148 30
Queso *mozarella*	100 g 1 loncha	248 56
Queso parmesano	100 g	459
Queso rallado *light*	25 g	64
Queso ricota desnatado	100 g	105
Queso para untar *light*	1 porción (30 g)	73
Quinoa	100 g	352
Rábano	100 g	18
Requesón desnatado	100 g	102
Romero en polvo	100 g	331
Rúcula	100 g	25
Salchichas de pavo	100 g	155
Salmón (ahumado)	100 g	117
Salmón (lomo)	100 g	175
Sandía	100 g	15
Setas	100 g	22
Surimi (palitos de cangrejo)	100 g	85
Tomate *cherry*	100 g	18
Tomate de ensalada	100 g	17
Tomate maduro	100 g	19
Uvas	100 g 1 unidad	69 3

ALIMENTO	CANTIDAD	KCAL
Vinagre de vino	100 ml	4
	1 cucharada	0,6
	1 cucharadita	0,2
Vino blanco	100 ml	70
Yogur griego natural	100 g	85
Yogur natural desnatado 0 % grasa	1 unidad (125 g)	59
Yogur líquido natural desnatado	100 ml	34
Zanahorias	100 g	36

Y LOS DÍAS DE «NO AYUNO», ¿VÍA LIBRE?

En su libro *La dieta Fast Diet*, el doctor Michael Mosley da respuesta a esta pregunta, sin duda la más frecuente y recurrente, que se plantean todas las personas que se disponen a iniciar un ayuno intermitente. Su respuesta es que se puede comer «lo que se quiera», ya que no hay alimentos prohibidos como tales, aunque recomienda no excederse ni intentar «recuperar el tiempo perdido» durante el ayuno. «No es un ciclo de atiborrase y luego pasar hambre, sino que es algo graduado y moderado», afirma.

Curiosamente, tal y como expone Mosley, el hecho de ayunar dos veces a la semana modifica en cierta medida el patrón de hambre, favoreciendo que esta sensación disminuya de forma natural y espontánea. Así lo demostraron las investigaciones que analizaron el comportamiento de los seguidores de este método en los cinco días de no ayuno y que evidenciaron que no solo no se exacerbaba el apetito (como era previsible), sino que, aunque la ingesta calórica fuera alta en esos días, consumían como media un 25 % menos de calorías de las que habrían ingerido en caso de no seguir las dos jornadas de ayuno.

Según dice Michael Mosley en su libro, es posible que una de las causas de este fenómeno sea que quienes hacen el ayuno intermitente estén más atentos, aunque no sean conscientes de ello, a las calorías que consumen. «Asimismo, es probable que el paladar se haya modificado por los ayunos esporádicos, y que esto lleve a escoger alimentos más saludables sin darse cuenta».

Como veremos en la segunda parte de este libro, una buena opción para estos días de no ayuno es combinar este plan con una dieta *keto*, pero si no se quiere optar por esta modalidad, siempre hay una apuesta que es segura y saludable –por algo los especialistas en nutrición insisten en recomendarla reiteradamente–, y que encaja perfectamente con las pautas del ayuno intermitente, añadiendo, además, un extra de beneficios saludables: la dieta mediterránea. Este modelo de alimentación supone una excelente forma de asegurar al organismo el consumo de nutrientes necesarios y saludables en los periodos de ingesta, previniendo así los posibles déficits que pudieran producirse como consecuencia del ayuno. También es una excelente opción para las ventanas de alimentación diarias en los ayunos de tiempo restringido.

Son incontables los estudios que concluyen que la dieta mediterránea es la mejor opción para mantener el peso dentro de los valores adecuados y, además, prevenir las enfermedades más prevalentes entre la población. Así, está demostrado que protege frente a las patologías cardiovasculares y distintos tipos de cáncer; reduce el riesgo de sufrir diabetes; fortalece el sistema inmunitario y disminuye las posibilidades de padecer alergias alimentarias, entre otros beneficios.

Todo este potencial tiene como base una serie de nutrientes cuyas propiedades sobre la salud han sido ampliamente demostradas: ácidos grasos omega 3 y omega 6, fibra, antioxidantes, vitamina E...

Los principales alimentos que componen un menú típico de la dieta mediterránea son el vino tinto, el aceite de oliva, el pescado azul, las frutas y verduras, frutos secos y cereales.

Con estos alimentos se puede seguir una dieta de adelgazamiento o de mantenimiento que es perfectamente compatible con los días de ayuno y que incluye básicamente las siguientes pautas:

- Ensaladas presentes en todas las comidas.
- Legumbres 2/3 veces por semana.
- 3-4 piezas de fruta al día.
- Pastas y arroces 2-3 veces por semana.
- Aves de corral y pescados (es preferible un bajo consumo de carnes rojas).

II. AYUNO CON HORARIO O TIEMPO RESTRINGIDO (TRE)

LO QUE HAY QUE SABER
- Esta modalidad —que se podría considerar la «versión dura» del ayuno— consiste en no consumir nada durante un periodo determinado del día (de dieciséis a veinte horas en total), todos los días, y limitar la ingesta a otro periodo, más corto en el tiempo, sin necesidad de

reducir la cantidad de calorías ingeridas durante el mismo. Este enfoque supone seguir un plan de comidas diario configurado dentro de un marco en el que estén perfectamente establecidos y determinados tanto el periodo de ayuno como la ventana de alimentación.
- Hay que tener presente que este plan implica pasar largos periodos sin consumir alimento alguno, lo que para algunas personas puede resultar difícil, sobre todo si no están entrenadas en la técnica del ayuno.
- La fórmula más popular (y, también, la más estudiada) es la 16/8, o, lo que es lo mismo, ayunar durante dieciséis horas (incluyendo las horas de sueño) y consumir alimentos en las ocho horas restantes.
- Al igual que en el ayuno intermitente, no se aconseja empezar esta modalidad «de golpe», sino poco a poco, bien con unas semanas previas de dieta 5:2 o de ayuno en días alternos o bien ayunando todos los días durante unas horas y, una vez que se domina la técnica, ir prolongando las horas de ayuno.
- Una opción es el ayuno 12/12 (dividir el día en dos franjas horarias de doce horas: una en la que se come y otra en la que se ayuna). Puede ser un buen preámbulo o *training* para hacer un ayuno 16/8.
- Otra modalidad que supone un «grado» más dentro del TRE es el ayuno 18/6 (ayunar durante dieciocho horas y una ventana de alimentación de seis horas). A él se refiere Mark Mattson en el estudio en el que hacíamos referencia, y donde se explica cómo las evidencias apuntan a que ajustar la pauta de alimentación a esta distribución horaria puede traducirse en una

mayor resistencia al estrés, mayor longevidad y una menor incidencia de enfermedades, incluidos el cáncer y la obesidad.

CÓMO HACERLO

- La mayoría de las modalidades se estructuran en función de un patrón que consiste en cenar pronto y saltarse el desayuno (una propuesta que no es incompatible con el bienestar, como hemos visto anteriormente). Esto supone ayunar en un periodo estándar que va desde las 20.00 horas hasta las 8.00 de la mañana del día siguiente.
- Durante el periodo de ventana, se aconseja concentrar la comida en dos o tres ingestas.
- En cuanto a los alimentos que se pueden consumir en este periodo, no hay restricción de ningún tipo ni en cuanto a calorías ni respecto al tipo de nutrientes.
- Durante el periodo de ayuno no se puede consumir ningún alimento sólido, pero sí está permitida (y recomendada) la ingesta de agua y café, infusiones y bebidas no calóricas (preferiblemente, que no sean refrescos), y caldos con muy pocas calorías. Con ello, por un lado, se asegura la hidratación y, por otro, se mantienen a raya el hambre, ya que «llenan» el estómago.

PARA TENER EN CUENTA

RIESGOS Y CONTRAINDICACIONES

Como en cualquier plan de adelgazamiento, el ayuno debe realizarse bajo supervisión y consulta médica previa y, a ser posible, tras una analítica que demuestre que no hay ningún déficit o problema que desaconseje la restricción alimenticia que supone esta dieta.

Asimismo, el ayuno intermitente está desaconsejado y contraindicado en determinadas situaciones y condiciones clínicas:

- Los especialistas desaconsejan ayunar si se padece una infección de tipo viral, ya que en esta situación, el sistema inmunitario suele necesitar un aporte de energía inmediato para combatir los virus que no se produce durante la restricción alimenticia.
- También está contraindicado durante el embarazo y en el periodo de lactancia, así como en las mujeres que están intentando quedarse embarazadas.
- No es un tipo de dieta apto para niños ni menores de dieciocho años.
- No está indicado para aquellas personas que tengan diabetes o padezcan otra enfermedad crónica para la que se estén medicando (hay que consultar con el especialista en casa caso concreto).
- Es un plan de alimentación que no es adecuado para quienes hayan padecido o padezcan un trastorno de la conducta alimentaria.
- Quienes estén atravesando por periodos con niveles altos de estrés y ansiedad no deberían optar por esta dieta, ya que la restricción calórica puede aumentar la intensidad de estos síntomas y favorecer no solo que se abandone el ayuno, sino que se recurra a una ingesta

compensatoria y compulsiva que dé lugar al temido «efecto rebote».

ASIGNATURAS PENDIENTES

Aunque el ayuno intermitente cuenta, en principio, con el beneplácito de los expertos en salud y nutrición, aún quedan algunos cabos sueltos para conseguir que entre en el Olimpo de las dietas saludables y recomendadas, como es el caso de la dieta mediterránea:

- Por un lado, no está definido cuál es el límite de tiempo durante el cual se puede seguir este plan sin perjudicar al organismo y sin que se presenten efectos secundarios adversos.
- Asimismo, hay datos que apuntan a que es un tipo de alimentación que resulta más difícil de mantener en el tiempo que otras. Esta fue, por ejemplo, una de las conclusiones del último estudio llevado a cabo por la doctora Krista Varady, que demostró que muchos de los individuos del grupo adscrito al ayuno en días alternos tuvieron dificultades para mantener la pauta de 500 calorías (muchos de ellos «se pasaron» al grupo de la restricción calórica a medida que avanzó el estudio), lo que, según los autores, puede interpretarse como que el ayuno intermitente es menos sostenible a largo plazo que la restricción diaria de calorías para la mayoría de las personas que tienen obesidad. «Sin embargo —explicó la doctora Varady— hay un grupo más pequeño de obesos que pueden preferir este patrón de restricción alterna que hacerlo de forma

diaria. Sería interesante, en este sentido, analizar qué rasgos de conducta (mayor capacidad de aguantar sin comer durante largos periodos de tiempo) hacen que la opción del ayuno en días alternos sea más tolerable y llevadera para algunas personas».

- Muchas de las investigaciones han arrojado resultados muy positivos en ratones, pero falta confirmar estas evidencias en humanos. Así lo reflejan las doctoras Patterson y Sears en su revisión, al afirmar que «la mayor parte de la evidencia científica de los beneficios del ayuno intermitente para la salud proviene principalmente de estudios en modelos de roedores machos. En cuanto a los estudios en humanos, se han limitado en gran medida a análisis de observación del ayuno religioso (por ejemplo, durante el Ramadán), estudios transversales de patrones de alimentación asociados con resultados de salud y estudios experimentales con tamaños de muestra pequeños».
- En el caso de los estudios —cada vez más— que se están llevando a cabo con humanos, hasta ahora las muestras no han sido lo suficientemente significativas como para establecer recomendaciones generales.
- Al igual que toda pauta de alimentación dirigida a la pérdida de peso, el ayuno debe plantearse como una estrategia lo más personalizada posible, un aspecto en el que han hecho hincapié la mayoría de los autores de los estudios más recientes, ya que actualmente no se puede considerar un esquema de nutrición general para todas las personas que deseen adelgazar. En este sentido, los expertos que participaron en la

investigación de la Universidad de Graz concluyeron que el ayuno en días alternos se perfila como un régimen efectivo en el caso de las personas obesas e incluso podría suponer una intervención clínica útil en aquellas enfermedades producidas por la inflamación, «pero se necesita más investigación antes de poder aplicarlo en la práctica clínica diaria».

- Otra asignatura pendiente es acabar con la abundante desinformación que existe alrededor de esta dieta. En este sentido, es importante dejar claro que bajo el «cajón de sastre» de ayuno se integran distintas formas de alimentación, muchas de las cuales carecen absolutamente de base científica y parten incluso de premisas esotéricas, pseudoespirituales, etc.
- En cuanto al futuro inmediato, la investigación actual sobre los beneficios del ayuno intermitente es intensa y hay muchos estudios en marcha, pero, como hemos visto, aún quedan muchos aspectos por dilucidar, y estos son los que van a marcar las principales líneas de estudio al respecto. En este sentido, los investigadores tienen la intención de profundizar en los efectos de esta pauta nutricional en diferentes grupos de personas (principalmente en aquellas que padecen obesidad y diabetes). Otra línea de futuro pasa por comparar el ayuno intermitente con otras intervenciones dietéticas, así como explorar más a fondo los mecanismos moleculares implicados en él, de momento, en modelos animales.

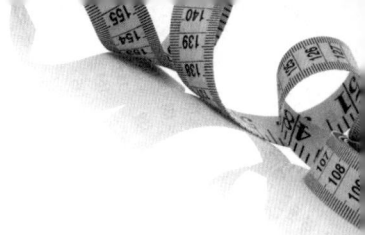

2
DIETA *KETO* O CETOGÉNICA

INTRODUCCIÓN

No existe una dieta cetogénica o *keto* estándar con una proporción específica u «obligatoria» de macronutrientes (grasas, proteínas, hidratos de carbono), pero todas las dietas que inducen el proceso de cetosis en el organismo tienen como hilo conductor principal la reducción/eliminación de los hidratos de carbono. La premisa de la que parte el enfoque *keto* para perder peso es que si se priva al organismo de glucosa, que es la principal fuente de energía para todas las células —y que se obtiene al comer hidratos de carbono—, se produce un combustible alternativo, llamado cetonas, a partir de la grasa almacenada. Este proceso se denomina cetosis, y es el que da nombre a este tipo de plan nutricional.

LOS ORÍGENES

El origen de la dieta cetogénica está vinculado a la figura del doctor Russell M. Wilder (1885-1959), uno de los pioneros en la investigación de los mecanismos implicados en la diabetes (se le considera uno de los iniciadores del análisis de la insulina) y también en el ámbito de la nutrición (fue el primer defensor de los beneficios de enriquecer la harina y el pan con tiamina). De hecho, Wilder fue el promotor del Hospital de Diabetes de la Clínica Mayo, en Rochester (Estados Unidos), centro pionero en el abordaje de esta enfermedad con la administración de insulina.

Sin embargo, es en el contexto de otra patología, la epilepsia, dónde el doctor Wilder introdujo en 1921 el término de «dieta cetogénica», a la que definió como un procedimiento terapéutico cuya finalidad es generar cuerpos cetónicos (productos de desecho de las grasas) con el objetivo de obtener energía, produciendo en el organismo un efecto similar al del ayuno.

De hecho, ya desde sus orígenes, la dieta cetogénica está directamente asociada al ayuno: en las primeras décadas del siglo XX se llevaron a cabo diversas investigaciones dirigidas a determinar el papel que jugaba el ayuno en el control de las crisis epilépticas. Los resultados de estos estudios demostraron cómo ayunos de distinta duración (de tres días a tres semanas) producía cambios en la química sanguínea y en el metabolismo de estos pacientes. Uno de los autores más implicados en esta línea de investigación fue el doctor Henry Rawle Geyelin, especialista en endocrinología, quien fue el primero en documentar la asociación entre el efecto metabólico del ayuno y la mejoría cognitiva que experimentaban los pacientes epilépticos.

Con estas evidencias como base, Russell M. Wilder sugirió que ese estado de cetosis conseguido por el ayuno podía mantenerse con la introducción de una dieta alta en grasas y baja en hidratos de carbono (cetogénica), siendo así el primero en proponer esta dieta como modo alternativo al ayuno para conseguir el estado de cetosis.

Desde entonces, y durante años, este planteamiento dietético se ha utilizado dentro del ámbito médico para el control de determinadas enfermedades, principalmente la epilepsia.

Sin embargo, ha sido en las últimas décadas cuando la dieta cetogénica ha despertado el interés, tanto de la población como científico, como opción eficaz para combatir el sobrepeso y la obesidad, y, también, para el abordaje de algunas enfermedades, al hilo de los resultados arrojados por los estudios clínicos y otras investigaciones que se han ido realizando sobre ella.

En su popularidad actual tuvo mucho que ver el éxito alcanzado en la década de 1970 por la dieta creada por el doctor Robert C. Atkins, que proponía un régimen de adelgazamiento bajo en hidratos de carbono y alto en grasas y proteínas, precisamente con el objetivo de llevar al organismo al estado de cetosis, toda una revolución respecto a las premisas dietéticas que se recomendaban hasta ese momento para perder peso.

SEÑAS DE IDENTIDAD

- Las bases del mecanismo por el que se produce la cetosis en el organismo ya se han apuntado al hablar del ayuno intermitente y profundizaremos más en ellas en la segunda parte de este libro, pero cuando se trata en concreto de las dietas cetogénicas, todo gira en torno a los hidratos de carbono, uno de los tres nutrientes que necesita el organismo para funcionar —conocidos también como macronutrientes— pero cuyo comportamiento metabólico es distinto al de los otros dos (grasas y proteínas).
- Los carbohidratos (previamente transformados en glucosa o azúcar en la sangre) son utilizados inmediatamente por el organismo como fuente de energía, y el sobrante se almacena en el hígado y los músculos en forma de glucosa.
- Cuando este depósito está lleno, el cuerpo almacena el resto en forma de grasa corporal. Hay que apuntar aquí que lo habitual en las sociedades modernas es que siempre haya «excedentes», ya que la mayoría de las dietas incluyen una cantidad de carbohidratos que es con diferencia mayor de la necesaria.
- Siguiendo con el proceso, los carbohidratos, además, trabajan mano a mano con una hormona, la insulina, y lo hacen de la siguiente manera: la ingesta de carbohidratos aumenta los niveles de insulina, lo que a su vez potencia el mecanismo de almacenamiento de grasa. Y, de la misma forma, la reducción de hidratos de carbono hace que la insulina «se relaje», y que, en

consecuencia, el proceso de almacenamiento de grasa deje paso al proceso contrario: el de combustión de las mismas como fuente de energía. Se pasa así de un «metabolismo de la glucosa» a un «metabolismo de la grasa».

- Para desencadenar todo este proceso, la pauta *keto* tipo establece distribuir los tres macronutrientes principales en función de la siguiente proporción: entre el 70 % y el 80 % del total de calorías diarias procedentes de las grasas; entre del 10 % y el 20 % de las proteínas y del 5 % al 10 % de los hidratos de carbono. Para una dieta de unas 2.000 calorías diarias, esto se traduce aproximadamente en 165 g de grasa, 75 g de proteínas y 40 g de hidratos de carbono.
- Resumiendo todo lo anterior, se pueden concretar las señas de identidad que definen a todas las dietas englobadas en la categoría *keto* en las siguientes premisas:

  * La ingesta total de carbohidratos diarios se reduce a menos de 50 g al día (en algunas es inferior a los 20 g).
  * Es esta limitación de los hidratos de carbono por debajo de los 50 g (y del 5 %-10 % en lo que respecta a las calorías totales) lo que garantiza el estado de cetosis.
  * La proporción diaria «tipo» de calorías procedentes de los distintos nutrientes es la siguiente: un 70 %-80 % de las grasas; un 10 %-20 % de las proteínas y un 5 %-10 % de los carbohidratos.

TRES NUTRIENTES, DISTINTAS PROPORCIONES

LA CARA OCULTA DE LOS CARBOHIDRATOS

Durante muchos años, las grasas estuvieron en cierta medida «demonizadas» en la dieta, ya que a ellas se atribuía el exceso de peso. La popularidad y los buenos resultados (al menos en términos de pérdida de kilos) de propuestas como la dieta Atkins, que priorizaban el consumo de proteínas y grasas —las versiones actualizadas de esta dieta diferencian claramente entre las grasas buenas y las malas— y reducían el consumo de hidratos de carbono ya dio algunas pistas de que tal vez las grasas no eran tan malas, una sospecha que fue en aumento al constatar que, pese a las campañas contra este nutriente y la carrera frenética emprendida por la industria alimentaria para ofrecer propuestas dietéticas *light* y «bajas en grasa», los índices de obesidad no solo no disminuían, sino que se disparaban.

Así, por ejemplo, y en el caso concreto de Estados Unidos, un estudio publicado en el *Journal of American Medical Association*, demostró que más del 35 % de la población adulta se considera clínicamente obesa, un porcentaje que supone el doble de las cifras correspondientes a la década de 1960 (en la que había «vía libre» para el consumo de grasas).

Esta y otras evidencias, como el alarmante incremento de los casos de diabetes tipo 2 en todo el mundo, hizo que los expertos empezaran a dudar de la «maldad absoluta» de las grasas y centraran el foco de sus pesquisas en otro nutriente, los hidratos de carbono, y muy especialmente en un tipo de ellos, los azúcares. En el caso concreto de la diabetes, las cifras cantan: actualmente hay alrededor cuatrocientos veinticinco millones de personas en el mundo que padecen esta enfermedad, frente a los ciento ocho millones registrados en 1980.

Uno de los primeros científicos que empezó a seguir la pista a los carbohidratos fue el neuroendocrinólogo norteamericano Robert Lusting, quien centró sus investigaciones sobre todo en analizar el papel del azúcar en la dieta. Sus hallazgos se recogen en el documental *Sugar: the bitter truth* [Azúcar: la amarga realidad] y el libro *Fat chance. The hidden truth about sugar, obesity and disease* [El turno de las grasas. La verdad oculta acerca del azúcar, la obesidad y las enfermedades]. Tal y como comenta Lusting en su libro, según el Registro de Nutrientes del Departamento de Agricultura de Estados Unidos, en las últimas décadas, el consumo total de grasas y proteínas entre la población norteamericana se ha mantenido relativamente constante, mientras que de forma paralela, la pandemia de obesidad ha ido en aumento, una situación similar en la mayoría de las sociedades desarrolladas.

«A partir de la década de 1980, debido a las directrices *low fat* (bajo en grasas), el consumo de grasas en relación con la ingesta total de calorías diarias se redujo, pasando del 40 % al 30 %, el de proteínas se mantuvo estable (en torno al 15 %), mientras que el de hidratos de carbono aumentó de un 40 % a un 55 %», explica el experto.

Muchas personas se sorprenden al descubrir que el organismo almacena el exceso de hidratos en forma de grasas, las cuales, a su vez son las responsables de los kilos de más, y también, de muchas de las enfermedades más prevalentes en la actualidad, como las cardiovasculares.

Nadie duda que los carbohidratos son fundamentales para el correcto funcionamiento del organismo y que no hay dieta considerada como saludable que no contemple su inclusión junto a los otros dos nutrientes básicos (grasas y proteínas). El problema viene de la ingesta excesiva de los mismos.

Tal y como explica Jennifer Perillo en su libro *The beginner's guide to intermittent keto* [Guía para principiantes de la dieta *keto* intermitente], nuestras pautas de nutrición actuales se centran en los carbohidratos como principal fuente de energía, «y teniendo en cuenta además los azúcares añadidos que consumimos y las porciones diarias —cinco al día— recomendadas de frutas y verduras, de cereales y de proteínas vegetales (legumbres), nuestro cuerpo tiene suficiente glucosa para funcionar correctamente. Sin embargo, este modelo de consumo de energía plantea un escenario similar al del hámster que corre en una rueda sin parar dentro de su jaula: estamos quemando energía, pero no adelgazamos, especialmente si estamos consumiendo más carbohidratos de los que deberíamos».

EL PODER DE LAS PROTEÍNAS

Al igual que los otros dos nutrientes, las proteínas son esenciales para el correcto funcionamiento del organismo. De hecho, su nombre deriva de la palabra griega *proteios*, que se puede traducir como 'de gran importancia' o 'primer elemento'.

Básicamente son de dos tipos: las animales (también llamadas de primera clase o completas), que se encuentran en carnes, aves, pescados, huevos, lácteos y mariscos; y las vegetales (de segunda clase o incompletas), presentes en cereales, legumbres, algas y semillas oleaginosas. Estas últimas están restringidas o muy limitadas en los planes de alimentación *keto*.

La gran baza de las proteínas es su efecto saciante. Esto, que ya se sabía, ha sido reafirmado por investigaciones recientes, como la llevada a cabo por el equipo de la doctora Nerys Astbury, investigadora principal del Equipo de Comportamiento en Salud de la Universidad de Oxford (Reino Unido), en la que se comprobó que este nutriente segrega en el intestino un tipo de péptido, llamado YY, que se encarga de reducir el apetito, aumentando así el efecto saciante de los alimentos que lo contienen.

Además, hay evidencias de que las proteínas de las aves y el cerdo ayudan a ralentizar la absorción de hidratos de carbono (especialmente de azúcares y almidones).

En cuanto a la cantidad de proteínas que tiene un alimento, esta suele venir reflejada en el envasado, pero para hacerse una idea del contenido que aportan los alimentos que las contienen en mayor proporción, puede ser útil la siguiente lista orientativa de las cantidades equivalentes a unos 20 g de este nutriente (la cantidad diaria de proteínas en la *keto* tipo es de alrededor de 75 g):

- 100 g de filete de ternera o de buey.
- 80 g de pechuga de pollo o de pavo.
- 123 g de salchichas de ave (no ahumadas).

- 65 g de jamón sin grasa.
- 70 g de salmón ahumado.
- 120 g de bacalao, sardina, caballa, merluza o rodaballo.
- 110 g de gambas.
- 100 g de atún o de fletán.
- Tres huevos de gallina.

Asimismo, las proteínas son un valor seguro para mantener en el tiempo el peso perdido. Así lo demostró hace unos años un estudio llevado a cabo en la Universidad de Navarra (España), conocido como *Proyecto Diógenes: dieta, obesidad y genes*, y realizado entre familias de ocho países europeos. Los resultados evidenciaron que una dieta rica en proteínas evita recuperar peso tras adelgazar. Concretamente, en esta investigación se comprobó que aquellas familias que habían conseguido el peso deseado y se les había suministrado una dieta de mantenimiento alta en proteínas no habían recuperado el peso perdido, mientras que las que habían seguido otras opciones dietéticas habían recuperado entre dos y dos kilos y medio.

La cantidad de proteínas a consumir en una dieta *keto* depende de la modalidad elegida. En este sentido, y frente a los defensores de las versiones más «proteicas», hay una vertiente que apuesta por reducir su porcentaje respecto al que contemplan otras dietas bajas en hidratos de carbono, y recomiendan una ingesta moderada de este nutriente aludiendo a que hay evidencias de que un consumo excesivo de proteínas (sobre todo en detrimento de las grasas) puede inhibir el desarrollo de la cetosis (justo al efecto contrario al que se busca). La razón de este efecto está en que los aminoácidos que contienen las proteínas pueden convertirse en glucosa. En cualquier caso, la proporción de proteínas tiene que ser la suficiente como para conservar en buen estado la masa corporal, incluyendo los músculos, y asegurar el estado de cetosis.

A VUELTAS CON LAS GRASAS

La mayoría de los planes *keto* permiten (y priorizan) la ingesta de alimentos ricos en grasas saturadas, como los cortes grasos de las carnes, carnes procesadas, manteca de cerdo o mantequilla, así como fuentes de grasas insaturadas, como nueces, semillas, aguacates y pescados grasos. Especialmente en el caso de las grasas, la lista de alimentos permitidos puede variar —y mucho— de una propuesta *keto* a otra e incluso es frecuente encontrar contradicciones al respecto.

Una buena estrategia para acertar y, porcentajes al margen, introducir en la dieta las grasas más beneficiosas es tener muy claros los distintos tipos que existen y, también, las últimas evidencias y recomendaciones respecto a un consumo saludable de este nutriente. Concretamente, los hallazgos más recientes en este sentido apuntan a la necesidad de no contemplar la grasa como un «todo», sino de afinar cada vez más en los distintos tipos de grasa. Es lo que se desprende de una reciente revisión publicada en *Nature Reviews Cardiology*. En ella se explica cómo durante mucho tiempo los estudios se centraron en los tipos de grasas totales y convencionales (saturadas e insaturadas, principalmente) y su influencia en determinados factores de riesgo de algunas enfermedades, sobre todo las cardiovasculares. Pero las grasas dietéticas comprenden a su vez muchas moléculas heterogéneas cada una con unas estructuras características, que son las que se deberían analizar de forma individual a la hora de determinar los posibles beneficios (o perjuicios) para la salud.

En espera de que los especialistas logren una mayor precisión respecto a los efectos en el organismo de las distintas grasas incorporadas a la dieta, vamos a utilizar aquí las clasificaciones que habitualmente se emplean para diferenciar los distintos tipos de este nutriente:

- Según su procedencia, las grasas se dividen en vegetales y animales.
- En función de su composición química, todas las grasas están compuestas de ácidos grasos, tanto saturados como insaturados, por lo que según la cantidad de estos ácidos que contengan se habla de grasas saturadas y grasas insaturadas.
- Las saturadas se conocen popularmente como «grasas malas». La mayoría son de origen animal (carnes grasas, embutidos, lácteos enteros del tipo crema y mantequilla, yema de huevo), aunque también pueden ser vegetales (como el aceite de palma, por ejemplo). Existe más o menos consenso en recomendar que su consumo no supere el 6 % de las calorías diarias pues su presencia en la dieta se asocia con un aumento de los niveles de colesterol LDL (el «malo») y, por tanto, con un riesgo mayor de desarrollar una enfermedad cardiovascular.

- Las grasas insaturadas se dividen a su vez en grasas poliinsaturadas y grasas monoinsaturadas. Es en este grupo donde se encuentran a su vez los componentes de este nutriente que han demostrado tener más beneficios para la salud: los ácidos grasos.
- En el grupo de las grasas poliinsaturadas están los ácidos grasos Omega 3 (pescados azules, nueces) y los ácidos grasos Omega 6 (aceites de girasol, maíz, soja y cacahuete).
- Entre los alimentos ricos en grasas monoinsaturadas están el aceite de oliva, los aguacates y frutos secos como las avellanas y las almendras.
- Y hay un último tipo de grasas que es del que todo el mundo (haga la dieta *keto* o no) debería prescindir totalmente: las grasas *trans* (llamadas también parcialmente hidrogenadas), que son aquellas grasas «artificiales» que se añaden a los alimentos para mejorar su textura, sabor y perdurabilidad. Se trata de grasas que se forman cuando los aceites vegetales se endurecen como consecuencia de un proceso de hidrogenación y son con diferencia las más perjudiciales para la salud, sobre todo la cardiovascular, ya que elevan los niveles del colesterol LDL y bajan los del HDL (o colesterol «bueno»), reduciendo así el efecto cardioprotector de este. Por suerte, es fácil identificarlas, ya que están presentes en la bollería industrial, los productos procesados, *snacks* como las palomitas, galletas saladas, tartas y *pizzas* congeladas y manteca vegetal, entre otros.

Una de las «preguntas abiertas» —sin respuesta concluyente, de momento— sobre este nutriente es la que plantea si, al ser la grasa la fuente primaria de energía en el proceso de cetosis, se debería determinar qué impacto a largo plazo puede tener para la salud consumir distintos tipos de grasas (saturadas *versus* insaturadas) incluidos en las dietas cetogénicas.

En este sentido, las revisiones científicas realizadas sobre esta dieta ponen el foco en el hecho de que el protagonismo que se le da a la grasa no está en línea con las recomendaciones al respecto ofrecidas por organismos como la Asociación Estadounidense del Corazón, y son muchas las voces que advierten sobre los efectos negativos que puede tener en los factores de riesgo cardiovascular, principalmente en el colesterol LDL. Sin embargo, estas evidencias, como hemos visto, señalan también que la importancia de este nutriente no reside tanto en su cantidad en la dieta diaria, sino en la calidad de la misma.

Por tanto, y en vista de las últimas evidencias, lo más aconsejable es optar por una dieta *keto* en la que en la mayoría de las grasas incluidas pertenezcan al apartado de las «grasas buenas», así como potenciar la ingesta de alimentos bajos en grasas saturadas como el aguacate, las semillas, las nueces, el pescado graso y, sobre todo, el aceite de oliva.

SUS BENEFICIOS: ÚLTIMAS EVIDENCIAS CIENTÍFICAS

PÉRDIDA DE PESO

La pérdida de peso y, además, la rapidez con la que esta se produce es uno de los beneficios incuestionables de la dieta *keto*, reconocido incluso por sus detractores. Las evidencias son numerosas. Una de las más recientes la ha aportado un estudio llevado a cabo por los expertos del Servicio de Endocrinología y Nutrición del Complejo Hospitalario Universitario de Ferrol (CHUF), en España, publicado en la revista *Endocrine*, en el que se ha demostrado la seguridad de la cetosis desde el punto de vista metabólico como estrategia de pérdida de peso. La investigación, realizada con pacientes obesos, demostró que tras seguir una dieta cetogénica rica en proteínas de alta calidad y con niveles bajos de carbohidratos, estos perdieron una media de veinte kilos.

Además, los análisis posteriores demostraron que tanto el pH sanguíneo como los niveles de acetona de los pacientes estaban dentro de la normalidad, un dato que, en opinión de los autores de la investigación, no solo desmitifica el papel negativo que en ocasiones se atribuye a la cetosis, sino que pone de manifiesto que se trata de una herramienta terapéutica efectiva para el tratamiento de la obesidad.

Tal y como se explica en una revisión sobre esta dieta elaborada por la Escuela de Salud Pública de la Universidad de Harvard, en Estados Unidos (*Diet Review: Ketogenic Diet for Weight Los*s), existen varias teorías acerca de por qué la dieta *keto* produce una pérdida de peso, aunque muchas de ellas aún necesitan de más investigaciones para ser consideradas como «concluyentes» o definitivas:

- Su efecto saciante, que a su vez reduce la apetencia o antojo de picar entre horas (y de hacerlo generalmente en forma de tentempiés hipercalóricos y ricos en hidratos de carbono). Este efecto se atribuye principalmente al alto contenido de grasas de esta dieta.
- Un descenso de los niveles de las hormonas relacionadas con el hambre (cuya acción estimula el apetito) como la insulina y la grelina, como resultado directo de la reducción de la ingesta de carbohidratos.
- Una más notable reducción del apetito, un efecto inmediato de la producción de cetonas por parte del organismo.
- Un aumento del gasto calórico debido a los efectos derivados de las grasas y las proteínas en glucosa.
- Mayor pérdida de grasa corporal y mantenimiento de la masa magra, atribuido a la disminución de los niveles de insulina.

Por otro lado, la dieta *keto* ha demostrado tener beneficios para los pacientes que se van a someter a una cirugía bariátrica, los cuales necesitan perder peso antes de esta intervención, y este planteamiento resulta una herramienta muy útil ya que, además de la pérdida ponderal, favorece la reducción del depósito de grasa en el hígado, lo que facilita el trabajo del cirujano sobre el estómago y el intestino y, en consecuencia, mejora los resultados de esta cirugía.

MEJORÍA DE LOS FACTORES CARDIOVASCULARES

Tal y como explica un documento sobre los distintos tipos de dietas elaborado por la Sociedad Española de Endocrinología y Nutrición (SEEN), desde el punto de vista metabólico, las dietas muy bajas en hidratos de carbono o cetogénicas se asocian con una pérdida de peso superior a la que se consigue con una dieta convencional (sobre todo al inicio) y también dan lugar a una mejoría más evidente de los niveles de triglicéridos y a un aumento más significativo del HLD (colesterol «bueno») que las dietas hipocalóricas convencionales.

Este dato está en línea con los resultados de varias investigaciones que han demostrado que el tipo de grasas presentes en el aceite de oliva, el aguacate o las aceitunas, alimentos con un gran protagonismo en la dieta *keto*, no solo tienen importantes beneficios para la salud, sino que poseen cualidades que regulan los niveles de colesterol y promueven la pérdida de peso.

Asimismo, está comprobado (sobre todo en investigaciones realizadas con atletas sometidos a esta dieta) que se produce una mejoría en la composición corporal, reduciendo no solo el porcentaje de grasa total, sino también el volumen de un tipo concreto de grasa, la visceral, que supone un importante factor de riesgo cardiovascular.

DIABETES

Debido a la restricción de hidratos de carbono y la consiguiente reducción de los niveles de insulina, es lógico que la dieta cetógenica haya captado la atención de los investigadores en el ámbito de la diabetes tipo 2. Así, recientemente, organizaciones como la American Diabetes Association han actualizado sus guías para introducir patrones alimentarios bajos en hidratos de carbono (por debajo del 14 %) para el tratamiento de la diabetes tipo 2, en base a los resultados arrojados por varios estudios en los que se analizó el efecto de esta pauta de alimentación sobre los niveles de insulina y otras variables implicadas en esta enfermedad en pacientes diabéticos, tanto obesos como no obesos.

El estudio más amplio y prolongado en el tiempo sobre esta cuestión es el *Indiana Type 2 Diabetes Reserval Study,* llevado a cabo por el equipo de la doctora Sarah Hallberg, responsable del programa de pérdida de peso con supervisión médica en la Indiana University Health Arnett, en Lafayette (Estados Unidos). Durante la reciente celebración del decimoséptimo Congreso Mundial de Resistencia a la Insulina, Diabetes y Enfermedad Cardiovascular (WCIRDC, por sus siglas en inglés), se presentaron los resultados preliminares de esta investigación, según los cuales, la dieta cetogénica demostró un notable control de la insulina, una importante mejoría en parámetros fundamentales en esta enfermedad, como la reducción de los niveles de hemoglobina glucosilada y, en muchos casos, una reducción de la medicación en estos pacientes. Pero, además, los participantes en el estudio consiguieron una pérdida de peso promedio del 9,8 %, redujeron en un 27 % sus cifras de triglicéridos y demostraron tener un 17 % menos riesgo de enfermedad cardiovascular.

EPILEPSIA

Ya hemos visto cómo esta enfermedad fue la que permitió «descubrir» la dieta cetogénica. De hecho, un dato significativo es que la mayoría de las búsquedas de artículos sobre investigaciones científicas acerca de los beneficios de esta dieta se refieren a su aplicación en pacientes epilépticos en general y en niños en particular.

Actualmente se sigue utilizando como terapia complementaria para el abordaje de estos pacientes, para los que el espectro farmacológico es muy limitado. En este caso, se aplica de forma personalizada a cada paciente y básicamente consiste en un aumento de la proporción de grasa, la disminución de los hidratos de carbono y el establecimiento de una cantidad adecuada de proteínas. Tal y como explican los especialistas en esta patología, las grasas favorecen el desarrollo de cuerpos cetónicos, los cuales han demostrado tener un efecto de recesión sobre las crisis epilépticas al tiempo que mejoran la capacidad de alerta, atención y comunicación.

Según el último consenso acerca de la utilización terapéutica de la dieta cetogénica en pacientes con epilepsia, concretamente en el caso de los niños, esta está indicada cuando tras probar dos fármacos antiepilépticos no ha sido posible controlar las crisis con la medicación. También está indicada en adultos con epilepsias refractarias o que rechacen la terapia farmacológica.

Las últimas investigaciones realizadas al respecto apuntan al papel anticonvulsivo conjunto que tiene la interacción entre los ácidos grasos liberados por el organismo durante la cetosis, la restricción de la glucólisis (combustión de azúcares, debido a su disminución en la sangre) y, también, la microbiota intestinal.

TRASTORNOS NEUROLÓGICOS

La base de evidencias arrojadas por la investigación sobre la relación entre la dieta cetogénica y el control de la epilepsia ha servido de plataforma para extender este nexo a otras afecciones de origen neurológico, especialmente aquellas que están asociadas a la plasticidad neuronal, entendiendo por tal la capacidad de las células cerebrales (neuronas) para «sustituir» o asumir el papel de otras que estén lesionadas. En esta línea, varios estudios han reflejado el papel del enfoque *keto* en la mejoría y normalización de esta función cerebral. Uno de ellos, llevado a cabo con pacientes de alzhéimer y de párkinson en grado leve y moderado, constató que después de tres meses de seguir una dieta cetogénica, estos mostraron una mejoría que se reflejó en las pruebas cognitivas a las que fueron sometidos. También han arrojado resultados positivos estudios similares llevados a cabo en niños con trastorno del espectro autista.

Por otro lado, investigaciones en animales apuntan al importante papel que la dieta cetogénica podría tener en el tratamiento de lesiones cerebrales producidas por traumatismos.

PREVENCIÓN DE TUMORES

Es sabido que, a diferencia de las otras células del organismo, las tumorales no pueden recurrir a la cetosis como fuente de energía adicional para «sobrevivir» y, en cambio, tienen una dependencia muy intensa de la glucólisis (combustión del azúcar en sangre para obtener energía). Es lo que en medicina se conoce como el «efecto Warburg».

Por tanto, el corte de suministro de glucosa que supone la *keto* se plantea como una estrategia válida para mantener a raya el crecimiento tumoral.

Por otro lado, los niveles elevados de insulina se han relacionado con un mayor riesgo de desarrollar determinados tipos de cáncer, como los de colon o próstata, así que, en este sentido, se puede decir que la dieta cetogénica puede tener un más que prometedor potencial anticancerígeno.

GUÍA PRÁCTICA: CÓMO HACERLA

CONSIDERACIONES PREVIAS
- Una de las grandes bazas de la dieta *keto* en cualquiera de sus modalidades es lo gratificante que resulta debido a la rapidez con la que se pierde peso y al bienestar y energía que se experimentan una vez que se entra en el estado de cetosis. Por eso es una dieta especialmente recomendable para aquellas personas que arrastran un largo historial de intentos infructuosos de adelgazar, sin conseguirlo a pesar de llevar un férreo control calórico y/o de seguir pautas muy restrictivas. En este contexto, los expertos insisten en que el planteamiento *keto* no se puede contemplar como un plan nutricional a largo plazo, sino como el primer paso para,

una vez conseguida la pérdida del exceso de peso, iniciar un modelo equilibrado, que incluya todos los nutrientes y que —este sí— pueda mantenerse de por vida.
- Otra de las recomendaciones en las que coinciden los expertos es en la necesidad de que esta dieta se lleve a cabo dentro de un programa de seguimiento médico que incluya el control analítico y, también, la práctica regular de ejercicio como complemento. Hacerla por cuenta propia puede conllevar riesgos para la salud.
- Como en la mayoría de las dietas, el cumplimiento de las pautas *keto* puede afectar la parcela social, ya que exige hacer el sobresfuerzo de analizar «con lupa» cualquier carta, etiqueta o menú para mantener a raya el índice de carbohidratos. Y una de las cosas más difíciles de sobrellevar en estos contextos festivos o de ocio es la limitación respecto a las bebidas, ya no solo en cuanto al alcohol (que está prohibido), sino también respecto a cualquier cóctel, zumo, refresco, etc.
- Muy importante: en el planteamiento *keto* no tienen cabida las «trampas». Cualquier vulneración en lo que a la ingesta de carbohidratos se refiere puede dar al traste con el esfuerzo realizado durante varios días o semanas, sacando a la persona del estado de cetosis. No hay, como en otras dietas, la opción de «hoy me paso, mañana compenso». Es importante mentalizarse cuanto antes de este nuevo enfoque de adelgazamiento y concentrarse no en lo limitante que resulta, sino en el importante —y gratificante— beneficio que se va a conseguir a muy corto plazo: una pérdida de peso rápida y una mayor sensación de energía.

EL MANEJO DE LOS «MACROS»

Las versiones más actuales de las dietas cetogénicas han acuñado el concepto de los «macros» o «índice macro» en referencia a la cantidad concreta de macronutrientes (grasas, hidratos de carbono y proteínas) que cada persona necesita en función de sus características individuales, para así adaptar estos requerimientos a las pautas de la dieta *keto*. Basta introducir en los buscadores de Internet la frase «calcular macros *keto*» para acceder a las muchas calculadoras *online* que facilitan mucho la obtención de este dato.

El cálculo se realiza básicamente a través de los siguientes pasos:

- Primero, se obtiene el IBM (índice de metabolismo basal), es decir, el mínimo requerimiento energético que necesita un ser humano para mantenerse vivo, y que se determina en función de los datos de edad, peso y altura.
- Después, se hace el cálculo energético total diario (dato proporcionado por un algoritmo en función del nivel de actividad: sedentario, moderadamente activo, muy activo...).
- En función del programa, se calcula el índice de masa corporal (IMC) y/o el porcentaje de grasa corporal.
- A partir de aquí, se introducen, expresadas en gramos, las cantidades diarias de los tres macros según la proporción por la que se haya optado. El programa calcula las calorías que aporta cada uno y, también, orienta

sobre los ajustes que habría que hacer en cada caso para mantener el estado de cetosis.
- En función de todos estos parámetros, las calculadoras ofrecen unas pautas adaptadas de las cantidades adecuadas de macronutrientes personalizadas.

En su libro *The beginner's guide to intermittent keto*, Jennifer Perillo explica que el control de los macronutrientes es diferente al cómputo tradicional de calorías, e ilustra cómo funciona este cálculo:

> Si, por ejemplo, se opta por consumir una cantidad de 20 g de hidratos al día, los gramos de grasa y proteínas variarán en función de las calorías que se necesiten en base al IBM. El promedio diario de este parámetro recomendado para las mujeres varía entre 1.600 y 2.000 calorías, dependiendo del nivel de actividad. Si uno se quiere adherir a un plan de consumo diario de 160 g de grasa y 70 g de proteína, más los 20 g de carbohidratos, se obtiene una cantidad diaria total de calorías de 1.800 para mantener el peso actual.

Pero, como señala Jennifer Perillo, si lo que se quiere es adelgazar, habría que hacer reajustes en estas cifras que aporta el IBM:

> Si, por ejemplo, nos basamos en una mujer con un estilo de vida sedentario (entendiendo como tal que el ejercicio físico que realiza se limita a las tareas del hogar y a caminar distancias cortas), lo ideal sería establecer unas

cantidades de 130 g de grasa + 60 g de proteínas + 20 g de hidratos de carbono para iniciar la pérdida de peso (unas 1.500 calorías).

La cuestión es: ¿es siempre necesario hacer un cálculo de macros? La respuesta es que depende de cada persona y, también, de los objetivos que se quieran conseguir con esta dieta. A muchas, lo que más práctico les resulta es centrar todos los esfuerzos en mantener un férreo control sobre las cantidades de hidratos de carbono y emplean el sentido común para mantener una ingesta equilibrada de grasas y nutrientes. Otras, en cambio, encuentran muy motivador el cálculo exacto en función de sus características individuales o estilo de vida (las personas muy deportistas, por ejemplo, suelen ser muy partidarias de estos cálculos precisos).

Reproducimos aquí las pautas que recomienda al respecto la dieta Atkins, ya que pueden resultar muy ilustrativas respecto al manejo del «índice macro»:

> No hace falta contar gramos de proteínas, solo carbohidratos. Hay que intentar consumir entre 115 y 175 g de proteínas con cada comida. Tampoco hace falta contar gramos de grasa, pero eso no significa que se puedan consumir cantidades ilimitadas de este nutriente. Se debe intentar añadir una o dos porciones de grasa alimenticia a las comidas como por ejemplo una cucharada de aceite, mantequilla o mayonesa; medio aguacate o un puñado de aceitunas; otra opción es comer una porción de carne o pescado de los más grasos, como el muslo de pollo o el salmón.

Desde aquí, la recomendación es consultar siempre con un especialista para que sea él quien dé el «visto bueno» tanto a la pauta dietética como a las proporciones de nutrientes que se tiene previsto consumir (por ejemplo, en personas con niveles altos de colesterol, es muy importante el manejo del índice macro de las grasas).

¿CUÁL ES LA CANTIDAD MÁXIMA DE HIDRATOS DE CARBONO PERMITIDA?

De todos los «macros», los hidratos de carbono son sin duda los que resultan más determinantes para el correcto cumplimiento de la dieta *keto*. Hay que recordar que la mayoría de los expertos definen a las dietas muy bajas en carbohidratos o cetogénicas como aquellas que contienen menos de 50 g diarios de estos nutrientes, o en las que el porcentaje de hidratos en el cómputo de calorías diarias es inferior al 10 %.

En este punto puede resultar muy útil reproducir aquí lo que dijo recientemente al respecto la doctora Sarah Hallberg, responsable del programa de pérdida de peso con supervisión médica en la Indiana University Health Arnett, en Lafayette (Estados Unidos), durante su participación en el decimoséptimo Congreso Mundial de Resistencia a la Insulina, Diabetes y Enfermedad Cardiovascular, a la que ya hemos aludido anteriormente:

- Una dieta baja en carbohidratos aporta de 51 g a 130 g de hidratos al día, o una proporción de 25 % o menos de las calorías consumidas.

- Cualquier cifra en las que los carbohidratos se sitúen por encima del 25 % de calorías consumidas no es una dieta baja en hidratos.
- Una dieta cetogénica bien formulada consiste en un 5 %-10 % de carbohidratos (o menos de 50 g); entre el 15 % y el 20 % de proteínas y un 70 %-80 % de lípidos.

En relación con esto, hay una premisa que no se debe perder de vista, sobre todo en las primeras fases de la *keto*: cuanto más bajo sea el consumo de hidratos de carbono, antes entrará el cuerpo en cetosis, más fácil será mantenerse en ella y, también, más evidente será la pérdida de peso. Sin embargo, no hay que caer en la tentación de suprimir totalmente los hidratos de la dieta con la intención de acelerar el proceso, ya que el aporte diario de estos nutrientes, aunque sea mínimo, resulta fundamental no solo para prevenir déficits, sino también para evitar uno de los efectos secundarios más frecuentes de esta dieta: el estreñimiento (no hay que olvidar que las verduras son una fuente importante de fibra).

Asimismo, en cuanto al control de los hidratos de carbono, hay que tener en cuenta que no todos resultan tan «obvios» como el pan, la pasta o los dulces. Concretamente un tipo de carbohidratos, los azúcares, tienen una especial habilidad para camuflarse y pasar inadvertidos en la composición de alimentos en principio nada sospechosos de contener hidratos. Por suerte, es habitual que en el etiquetado de los productos se refleje claramente el contenido en hidratos de carbono y se especifique, bajo la leyenda de «de los cuales...» los que son azúcares. Es importante comprobar siempre este dato al establecer el índice macro de los hidratos.

Pero no siempre es tan fácil detectar al «enemigo dulce», así que hay otras pistas que pueden ayudar a identificarlos. Una de las más prácticas consiste en prescindir de todos los alimentos en cuya etiqueta figuren ingredientes que terminan en «-osa»: glucosa, galactosa, dextrosa, fructosa, lactosa, sucrosa, etc. Se trata de azúcares hidrosolubles que están presentes en todo tipo de preparaciones, no solo las dulces. Por ejemplo, en el caso de las verduras incluidas en la dieta *keto*, siempre es mejor recurrir a las frescas o congeladas que a las envasadas (en lata o cristal), ya que en estas presentaciones es habitual que se incluyan alguno de estos azúcares como conservante. Basta con leer la etiqueta para comprobarlo.

Y en línea con lo anterior, otra buena estrategia es huir de todos los alimentos en cuya etiqueta figuren, entre los tres primeros ingredientes, alguno de los siguientes: sucrosa, jarabe de agave, jugo de caña evaporado, sirope de maíz alto en fructosa, sirope de maíz, dextrosa, miel, sirope de arce o sirope de malta.

QUÉ DIETA *KETO* ELEGIR

Al igual que ocurre en el caso del ayuno intermitente, no existe una dieta *keto* estándar. Así, y según se explica en el documento sobre los distintos tipos de dietas elaborado por la Sociedad Española de Endocrinología y Nutrición (SEEN), la primera dieta basada en la disminución drástica de hidratos de carbono fue la dieta Atkins (de la que ya hemos hablado), considerada por tanto paradigmática de este modelo dietético y que tiene las siguientes características:

- Consta de varias fases.
- El aporte de hidratos de carbono está limitado a 20-30 mg al día.
- Permite la ingesta de todo tipo de grasas y alimentos ricos en proteínas.
- Favorece la ingesta de carne, pescado, huevos, grasas, etc.
- Limita los cereales, las legumbres, las frutas, los tubérculos, etc.

«No existe un acuerdo unánime sobre la clasificación de estas dietas. En principio se podría denominar "dieta baja en carbohidratos" a aquella que no alcanza las recomendaciones del porcentaje apropiado de este macronutriente, es decir, que aporta menos del 40%-45% de las calorías totales en forma de hidratos de carbono. Cuando el aporte es muy limitado —inferior a 50 g— se denominan dietas muy bajas en carbohidratos o dietas cetogénicas», comenta el documento de la SEEN.

Para los más puristas, la dieta cetogénica «clásica» o propiamente dicha se ajustaría al siguiente esquema:

- Grasa: 80%-90%.
- Proteínas: 8%-15%.
- Hidratos de carbono: 2%-5%.

Sin embargo, la proporción más comúnmente aceptada es que la propone Atkins: un 70 % de grasas, un 25 % de proteínas y un 5 % de hidratos de carbono. A partir de este planteamiento se han desarrollado otras opciones y modalidades, en las que cambian las proporciones de grasa y proteínas (generalmente reduciendo el aporte de las primeras y aumentando el de las segundas) y se introducen ligeras modificaciones respecto a los carbohidratos, bien eliminando todos excepto aquellos con un índice glucémico bajo o con menos contenido en almidón, por ejemplo.

Las opciones que dan prevalencia a las proteínas y reducen los niveles de grasa cuentan cada vez con más adeptos. Son las conocidas como dietas proteicas en las que el porcentaje de calorías diarias procedentes de las proteínas aumenta superan en algunos casos el 25 %. Entre ellas se encuentran dietas tan populares como la paleo, la South Beach o la Dukan.

En cuanto a las denominadas dietas *Low Carb* ('bajas en hidratos de carbono'), muchas clasificaciones las engloban en la categoría de dietas cetogénicas. Sin embargo, muchas de ellas contemplan unos porcentajes diarios de hidratos de carbono de entre el 30 % y el 45 % (calorías diarias), con lo que conseguir el objetivo de la cetosis es muy difícil.

La elección de una u otra depende de los gustos y preferencias personales, así como del estado de salud, pero siempre hay que tener en cuenta que cualquier aumento de la cantidad de hidratos de carbono respecto a la pauta estándar puede dar al traste con el estado de cetosis, que es el objetivo que se pretende conseguir con este planteamiento nutricional.

PAUTAS Y CONSEJOS PRÁCTICOS
Prevenir la *keto flu*

La «gripe de la cetosis» o *ketu flu* es el conjunto de síntomas, parecidos a los de la gripe, que pueden presentarse cuando el organismo entra en el estado de cetosis. Hablaremos de ella de forma más extensa en la segunda parte del libro, pero es importante saber, antes de iniciar la dieta *keto*, que algunos de sus síntomas tienen su origen en los déficits de determinados minerales (potasio, magnesio, sodio, calcio) que se pueden generar como consecuencia de la producción de cuerpos cetónicos por parte del organismo. Por eso, durante los primeros días o fase de inducción de la dieta *keto*, es importante primar la ingesta de alimentos ricos en estos nutrientes para prevenir o minimizar los síntomas de esta «gripe». Así, para compensar el déficit de magnesio (que se manifiesta en forma de dolor muscular y calambres en las piernas), se puede recurrir al brécol, la col rizada, el aguacate, las espinacas, el pescado y las semillas de calabaza. Para evitar la pérdida de sodio, cuyos síntomas son similares a los del caso del magnesio, basta con añadir un poco de sal a la dieta y recurrir a caldos caseros (a base de verduras y huesos de jamón, por ejemplo), para recuperar el equilibrio de los electrolitos. La falta de potasio (que se asocia a dolor muscular y a una falta de hidratación) se puede paliar con la ingesta de espárragos, aguacates, coles de Bruselas, salmón, verduras de hoja verde y tomates. En cuanto al calcio, teniendo en cuenta que los lácteos en general no están permitidos, lo mejor es optar por los suplementos (sobre todo las personas acostumbradas a la ingesta de leche y derivados) y asegurar la presencia en los menús de las fuentes alimenticias de este mineral: brécol, sardinas, espinacas y col.

La importancia de la hidratación

Beber agua suficiente (natural o con gas, no saborizada) es fundamental para el correcto funcionamiento de esta dieta. Por un lado, ayuda a combatir la sensación de hambre que se produce, sobre todo los primeros días. Pero además, la hidratación es necesaria para la eliminación de los cuerpos cetónicos y las toxinas que se producen como consecuencia del proceso implicado en la cetosis. Y no menos importante es el papel de la ingesta adecuada de agua en la prevención del estreñimiento.

La ensalada, siempre sin aderezar

Cuando se tiene que compatibilizar la vida social con la dieta *keto* la ensalada es sin duda el plato comodín del menú. Pero no todas las modalidades son aptas o inofensivas desde el punto de vista de la cetosis. Por un lado, debido a sus ingredientes: hay que comprobar que todos los vegetales que incluye son compatibles con los planteamientos de la dieta y, también, que no incorpora añadidos «no *keto*». En este sentido, un ejemplo típico de ensalada «trampa» es la César: los costrones, picatostes o trozos de pan que incorpora pueden dar al traste con el cómputo de hidratos de carbono diario, y el pollo (otro de sus ingredientes clásicos) puede estar preparado de forma que no se ajuste a las pautas de la dieta (marinado, empanado).

Por otro lado, las salsas que acompañan a muchas ensaladas pueden ser preparaciones «de alto riesgo» en lo que a carbohidratos se refiere. La mejor opción es el tándem aceite (de oliva) y vinagre (no balsámico ni saborizado) con un poco de jugo de limón. Y siempre, es mejor pedir la ensalada con el aderezo aparte, para evitar los riesgos ocultos que pueden tener las ya sazonadas.

Cuidado con todo lo «sin»

A diferencia de las dietas basadas en el cómputo de calorías, en la *keto* no tiene mucho sentido decantarse por las opciones *light* o «bajas en grasa». Y tampoco por otras como *gluten free* o «sin azúcares añadidos», ya que muchas de estas versiones de los alimentos habituales pueden contener azúcares ocultos en forma de los del grupo —osa (dextrosa, sucralosa, maltosa, sacarosa) y otros como el almidón y el jarabe de arce.

La única salvedad en este sentido podrían ser las opciones «sin lactosa», teniendo en cuenta que, como todos los integrantes del grupo -osa, es un azúcar (concretamente, se trata del azúcar natural de la leche), y, por tanto, de un hidrato de carbono, de ahí que su eliminación, previa comprobación del nivel del resto de hidratos en su composición, puede contemplarse dentro de los menús *keto*.

LA DESPENSA *KETO*

*La selección de los alimentos puede variar en función de la dieta cetogénica que se siga. Hemos optado por incluir en esta relación las opciones que, además de ajustarse a las pautas de esta dieta, aportan beneficios añadidos a la salud.

ALIMENTOS PERMITIDOS
Grasas

Siempre hay que priorizar las consideradas como «grasas buenas». Estas son las principales fuentes alimenticias:

Pescado azul: Caballa, sardina, boquerón, trucha, atún... Destaca especialmente el salmón salvaje (no de piscifactoría), rico en ácidos grasos esenciales, como el DHA (un derivado del Omega 3), que, entre muchas otras funciones, puede ayudar a prevenir la resistencia a la insulina, reforzando así la sensibilidad celular a esta hormona.

Aceite de oliva: Los estudios que avalan sus beneficios para la salud (especialmente la cardiovascular) se suceden casi a diario, lo que lo convierte en el aderezo de elección. Además, está demostrado que las grasas que aporta este aceite reducen los niveles de azúcar en sangre, un efecto muy beneficioso para el proceso de metabolización que se activa con esta dieta.

Aceitunas: Contienen cantidades elevadas de ácidos grasos Omega 3 y Omega 6; son ricas en vitaminas y su aporte de fibra es muy importante para asegurar las cantidades necesarias de este nutriente en el organismo, además de su efecto saciante. Son el tentempié ideal para paliar la sensación de hambre entre horas, siempre que no se supere la cantidad recomendada: 7-8 unidades al día.

Aguacate: «Oficialmente» se encuadra en la categoría de las frutas, lo que lo convierte en prácticamente el único alimento de este grupo permitido en la dieta *keto*. Su valor alimenticio más destacable radica en las grasas que aporta: es una fuente importante de Omega 3 y otras grasas saludables como el ácido oleico (algunos estudios, entre ellos el *Predimed*, han vinculado la ingesta de alimentos ricos en este ácido con un nivel más bajo de enfermedades cardiovasculares). De hecho, el 77 % de sus calorías (160 por 100 g de alimento) proceden de las grasas buenas. Es muy rico en minerales y sustancias como la carnitina, cuya función principal consiste en transportar los ácidos grasos al interior de las células para que estos sean procesados y transformados en energía. La carnitina también mejora la salud cardiovascular, ya que reduce el colesterol malo (LDL) y eleva los niveles del bueno (HDL). Pero hay más: según una investigación realizada en el Departamento de Nutrición de la Universidad de Loma Linda, en California (Estados Unidos), el efecto que produce en el organismo la composición del aguacate (concretamente sobre el metabolismo de la glucosa) se traduce en una reducción de hasta el 40 % de la sensación de hambre y de los deseos de «picotear» entre horas.

Nueces, almendras y avellanas (ver alimentos con interrogante).

Proteínas

El repertorio de estos nutrientes «aptos para *keto*» es amplio, variado y, también, sabroso. Tanto en las dietas cetogénicas como en general, se recomienda optar por las fuentes de proteínas con bajo contenido en grasas (pollo, pavo, pescado), elegir los cortes y piezas más magros e intentar que sean lo menos elaboradas posible.

Por otro lado, y aunque algunas modalidades *keto*, como la Atkins, los incluyen en su lista de alimentos permitidos, es aconsejable evitar o al menos no abusar de alimentos como la panceta, el beicon, las salchichas y buena parte de los fiambres (atención a los envases de estos últimos: pueden ser una fuente no reconocida de hidratos de carbono con los que no se contaba, sobre todo en forma de azúcares, así que siempre es aconsejable consultar el etiquetado). Estas son algunas de las fuentes proteicas más recomendables para elaborar los menús de esta dieta:

Pescados: Son sin duda la mejor opción, ya que por lo general suman menos calorías que la carne, se digieren mejor y aportan ingredientes tan saludables como los ácidos grasos esenciales. Dentro de este grupo se encuentran los mariscos, una fuente deliciosa de proteínas y una opción estupenda cuando, por ejemplo, se acude a un restaurante o una celebración, ya que son perfectamente compatibles con la dieta *keto*.

Entre las opciones más recomendables están:

- Pescados blancos: Abadejo, lenguado, merluza, rape, bacalao, fletán, gallo, rodaballo...
- Pescados azules: Atún, bonito, boquerón, salmón, caballa, pez espada, palometa, sardina...
- Pescados ahumados: Salmón, trucha, palometa...
- Pescados en conserva: Se pueden consumir siempre que estén conservados al natural, no en aceite (ni vegetal ni de oliva).

Carnes: Ya lo hemos dicho, pero lo recordamos: cuanto más magras, mejor, dando preferencia a las blancas frente a las rojas:

- *Ternera:* Asada o en filete (mejor evitar la chuleta, ya que tiene mucha grasa).
- *Pollo:* Aporta pocas calorías y ofrece muchas opciones de preparación. La pieza más recomendable es la pechuga.
- *Buey:* Aunque es roja y su contenido en grasas es elevado, se trata de una de las carnes que más proteínas aporta. Hay que optar por el bistec, el filete y el solomillo y evitar el chuletón.
- *Pavo:* Su carne es ligera y muy digestiva. La pechuga y el muslo resultan muy sabrosos acompañados de verduras (su carne es más seca e insípida que la del pollo).
- *Conejo:* Aporta proteínas de alta calidad y tiene poca grasa. Es más fácil de digerir que otros tipos de carne y puede prepararse de muchas maneras.

Huevos: Aunque es un alimento que siempre suscita alguna que otra controversia, debido principalmente al efecto negativo que la yema puede tener en los niveles de colesterol (los resultados de las últimas investigaciones realizadas al respecto no solo están demostrando que este es menor de lo que se creía, sino que van restituyendo al huevo su importante valor nutricional), se trata de un excelente alimento «comodín» que, además, puede prepararse de mil y una maneras. Además, es fuente de muchos otros componentes necesarios para la dieta y el organismo: vitaminas A, D, E y del grupo B, ácido fólico, hierro, fósforo, zinc y selenio, entre otros.

Para no sumar más calorías de la cuenta, las claras son siempre la mejor opción para introducir este alimento en el menú diario: 100 g aportan 17 calorías, 3 g de proteínas y 0 g de grasas y carbohidratos, frente a las 322 calorías, 27 g de grasa, 16 g de proteína y casi 4 g de hidratos que tiene la misma cantidad de yema.

Hidratos de carbono: verduras, las mejores aliadas

Además de que en ellas recae la mayor parte de la «responsabilidad» de asegurar el aporte y los beneficios de los hidratos de carbono al organismo, las verduras suponen la mejor solución para uno de los problemas que se presentan con más frecuencia al hacer esta dieta: el estreñimiento. En este sentido, la apuesta más segura son las verduras de hoja verde ya que por lo general aportan mucha fibra y muy pocos hidratos y calorías. Si se cocinan al vapor y en forma de puré no solo resultan saciantes, sino que se potencia la acción de la fibra que aportan.

La clave para consumirlas libremente está en tener en cuenta el nivel de hidratos de carbono que aportan y asegurarse de que este se sitúa siempre por debajo de los 4-5 g por cada 100 g de producto.

Estas son algunas de las que cumplen con este requisito y que, además, añaden muchos beneficios nutricionales a esta dieta:

Verduras de hoja verde. El grupo de las lechugas apenas aporta hidratos (no tienen más de 0,5g-1g por 100 g) y, además, hay una amplia variedad de ellas entre las que elegir (romana, escarola, cogollo...). Resultan ligeras, hipocalóricas y son uno de los tipos de verduras que más cantidad de agua aportan. Son muy ricas en vitamina C y también en vitamina K (que juega un papel fundamental en el correcto desarrollo de los huesos y la prevención de la osteoporosis). Destaca entre ellas la escarola: 100 g aportan únicamente 24 kcal y 1 g de hidratos de carbono. Es además muy rica en magnesio (13 mg) y potasio (387 mg), dos de los minerales potencialmente deficitarios en esta dieta.

Espinacas. Su escaso aporte calórico, la cantidad de fibra que aportan y su contenido en micronutrientes (magnesio, calcio, potasio) las convierten en una opción «preferente».

Espárragos. Ricos en fibra y agua y bajos en calorías, contienen una sustancia, la asparagina, que tiene la propiedad de estimular el riñón, lo que facilita la eliminación de líquidos y toxinas. Aportan vitamina C, hierro y calcio, entre otros nutrientes esenciales.

Brécol y otras crucíferas. La coliflor, la col china, el *kale* (col rizada) el repollo y las coles de Bruselas: todas ellas, junto al brécol, son vegetales supernutritivos que contienen muy pocos hidratos de carbono. El brécol, además, tiene un valor añadido: su contenido en una sustancia antioxidante, el sulforafano, que ha resultado ser un potente protector frente al cáncer y que también reduce el riesgo de sufrir trastornos cardiovasculares.

Los «productos de la huerta». La mayoría de los vegetales que no contienen almidón también son muy bajos en hidratos de carbono y azúcares. El tomate, por ejemplo, es una opción muy recomendable: su aporte de carbohidratos es bajo (3,5 g/100 g). De la misma manera, el pepino, el pimiento y el puerro también aportan pocos hidratos y son muy ricos en fibra.

Berenjena. Es un alimento muy ligero que facilita la digestión por ser muy bajo en calorías. Esto, unido a su elevado contenido en agua (superior al 90 %), lo convierte en un excelente aliado de la dieta *keto*. Además, los compuestos responsables de su ligero sabor amargo poseen un efecto colagogo, es decir, estimulan el buen funcionamiento del hígado y la vesícula biliar, lo que favorece la digestión de las grasas.

Alcachofa: Facilita la eliminación de líquidos y la digestión de las grasas. Supone un aporte importante de fibra, por lo que proporciona un efecto saciante y favorece el tránsito intestinal.

Especias

Además de su papel como aderezo, las especias resultan la mejor opción para dar sabor a los alimentos a falta de salsas y demás aderezos. Basta con utilizar muy poca cantidad y evitar abusar de ellas.

Estas son algunas de las más recomendables debido a los beneficios añadidos que aportan a la dieta:

Albahaca. Es rica en flavonoides (sustancias antioxidantes), magnesio y vitamina C.

Canela. Numerosas investigaciones han demostrado su importante papel sobre el control del azúcar en sangre. También se relaciona con la reducción del colesterol malo y los triglicéridos, y es una excelente fuente de fibra y calcio. No hay que abusar de ella y usarla solo para espolvorear, ya que 100 g de canela aportan la friolera de 79 g de hidratos de carbono.

Pimienta cayena. Tiene una sustancia característica, la capsaicina, que, además de ser la responsable de su característico sabor, ha resultado ser un potente antiinflamatorio. También es muy efectiva en la reducción de los niveles de colesterol.

Jengibre. Posee propiedades antiinflamatorias y fortalece el sistema inmunitario. Se debe usar en polvo, para asegurar que se emplea en poca cantidad (100 g aportan 17,7 g de carbohidratos).

Menta. Es una excelente fuente de calcio, ácido fólico, betacarotenos, vitamina C y fibra. Supone un buen remedio para el peculiar olor de aliento que suele aparecer durante los primeros días de la dieta *keto* (se puede masticar una hoja o espolvorear los vegetales con menta en polvo).

Orégano. Destaca por su poder antioxidante: un gramo de orégano fresco posee una actividad antioxidante cuarenta y dos veces mayor que la manzana; treinta veces más que las patatas; doce veces más que las naranjas y cuatro veces más que los arándanos.

Curri. Una especia con numerosas propiedades saludables, es una buena opción para añadir sabor a los plantos a base de verduras (cremas, por ejemplo). Al igual que ocurre con otras especias, hay que usarlo en polvo y en muy poca cantidad (lo justo para dar un toque de sabor), ya que 100 g de curri contienen 60 g de hidratos de carbono.

ALIMENTOS PROHIBIDOS

La doctora Sarah Hallberg ofrece una pista para disipar cualquier duda respecto a los alimentos que no tienen cabida en una dieta cetogénica: evitar los GPS, a saber, «los granos (cereales, legumbres), las patatas y los sacáridos (azúcares)».

Ampliando esta pauta, entre la lista de alimentos que no se pueden consumir en *keto* estándar se encuentran:

- Cereales y derivados (harinas): trigo, centeno, avena, quinoa, cebada.
- Arroz (incluido el integral).
- Todo tipo de pastas.
- Verduras y tubérculos que contengan almidón: patata, guisantes, zanahoria, yuca, ñame, maíz. Solo se salva de este grupo el rábano, ya que únicamente tiene 3 g de hidratos por cada 100 g de alimento.
- La cebolla y el ajo. La cebolla aporta 9 g por cada 100, mientras que la cantidad de hidratos de carbono del ajo es muy alta: 24,4 g por cada 100. Por suerte, existe la opción de sustituirlos por sus versiones deshidratadas y/o en escamas.
- Frutas: Todas en general, y muy especialmente las que tienen un alto contenido en hidratos de carbono: plátanos, manzanas, naranjas.
- Lácteos y derivados: todos en general.
- Alimentos con grasas *trans* e hidrogenadas (bollería, ultraprocesados...) y determinados aceites como el de palma (muy común en alimentos procesados).
- Azúcar y todo tipo de dulces (incluidos caramelos y golosinas).
- Alcohol (incluido el vino y la cerveza sin alcohol).
- Zumos y refrescos azucarados (todos, excepto algunas versiones *zero*).

ALIMENTOS «CON INTERROGANTE»

Los frutos secos. Según la doctora Sarah Hallberg, cuando se habla de una ingesta total de carbohidratos de menos de 50 g por día se pueden consumir muchos vegetales y, también, frutos secos. Lo cierto es que la inclusión de estos alimentos, sobre todo en la primera fase de la dieta (que es cuando se produce la mayor combustión de grasa corporal y, por tanto, una mayor pérdida de peso) cuenta tanto con detractores como con firmes defensores. A su favor tienen su gran aporte en grasas «buenas» y su alto poder saciante. Y su principal argumento en contra es la cantidad de calorías que contienen todos ellos. Ante la duda, la opción es buscar aquellos que aporten menos cantidad de hidratos de carbono y, también, menos calorías. Y con estos datos, todo apunta a las nueces (con todo el *plus* de beneficios cardiovasculares que ofrecen) y a las almendras como las opciones mejor posicionadas.

Estas son las principales credenciales de estos frutos secos «aptos» en el plan *keto*:

- Nueces: 100 g aportan 4,4 g de hidratos de carbono y 649 calorías.
- Almendras (no fritas): 100 g contienen 5,3 g de hidratos de carbono y 610 calorías.

Por el contrario, hay que huir de otros frutos secos que, aunque para muchas personas son los más sabrosos, resultan totalmente incompatibles con las pautas de esta dieta. En el *top* de los más «peligrosos» se sitúan los pistachos (11,6 g de hidratos y 603 calorías por 100 g) y, sobre todo, los anacardos (100 g aportan la friolera de 30,5 g de hidratos de carbono y 578 calorías).

De cara a planteamientos a más largo plazo y a la combinación *keto* + ayuno intermitente, son muchos los expertos que aconsejan la inclusión de frutos secos (concretamente las nueces) para garantizar la ingesta adecuada de fibra, vitaminas B y minerales (hierro, magnesio y zinc), nutrientes que habitualmente se encuentran en los cereales integrales (alimentos prohibidos en este plan nutricional).

Resumiendo: la «consigna» que se debe seguir con estos alimentos es consumirlos siempre con moderación y, por supuesto, optar solo por los «permisibles».

Frutos rojos. Las frutas (excepto el aguacate) están excluidas del menú *keto*. Todas ellas son ricas en azúcares naturales (fructosa) en cantidad suficiente como para dar al traste con la cetosis. Sin embargo, algunos manuales sí permiten la ingesta (en pequeñas cantidades) de frutos rojos o del bosque. Analizando la composición de estos frutos, desde el punto de vista de la *keto* «estricta», la más aconsejable sería la frambuesa (5 g de hidratos de carbono por cada 100 g de fruta), ya que el resto –fresas, ciruelas, cerezas, arándanos, moras– superan los 6 g-7 g. También hay planes que permiten el consumo de pequeños trozos de coco.

¿Y qué pasa con los quesos (y otros lácteos)?

El dilema *queso sí-queso no* es uno de los más habituales en las personas que se deciden por seguir una dieta cetogénica. «Oficialmente», los lácteos no están permitidos, sobre todo en las primeras fases de esta dieta (hasta que se entra en cetosis), debido principalmente tanto a su alto aporte calórico como a la presencia de lactosa, que es el azúcar natural de la leche y sus derivados y, por tanto, un carbohidrato.

Sin embargo, hay opciones *keto* que sí los incluyen en la lista de «permitidos» aunque siempre en poca cantidad. Es el caso, por ejemplo, de la dieta Atkins, en la que se permite el queso curado o semicurado (duro o semiduro) en una cantidad máxima de 80-90 g al día. Esta dieta permite también la mantequilla, por ejemplo. Por el contrario, Atkins desaconseja los quesos frescos, debido a su alto contenido en hidratos de carbono.

Otra modalidad *keto*, la dieta Dukan, sí permite la leche (desnatada) y determinados tipos de queso: queso fresco batido 0 %, queso fresco tipo Burgos 0 % y requesón desnatado. Asimismo, da vía libre al yogur desnatado edulcorado y de sabores.

En el mercado hay opciones que, en principio, serían compatibles con las premisas *keto*, como los lácteos (leche, queso, yogur) sin lactosa y los quesos denominados «proteicos», que se ofertan como «aptos» para este tipo de dietas. La clave, una vez más, está en mirar «con lupa» el etiquetado para comprobar la cantidad de hidratos de carbono.

LA LISTA DE LA COMPRA

*Estos son algunos de los alimentos recomendados sobre todo para las primeras fases de la dieta, que es la más restrictiva.

VEGETALES
Cantidad de hidratos de carbono por 100 g de alimento

Espinaca	0,8 g
Grelos	0,1 g
Berros	0,4 g
Champiñones	0,5 g
Lechuga	1,4 g
Espárragos	1 g
Escarola	1 g
Canónigos	0,7 g
Brécol	1,3 g
Coliflor	1,8 g
Endibias	3,6 g
Berenjena	2,6 g
Repollo	4 g
Apio	2,5 g
Rúcula	3,6 g
Acelgas	2,3 g
Judías verdes	3,5 g
Calabacín	2,5 g
Pimiento (verde)	0,7 g
Pimiento (rojo)	4,2 g
Pepino	1,9 g
Tomate	3,5 g

GRASAS
Cantidad de grasas por 100 g de alimento

Aguacate	23,5 g
Aceite de oliva	100 g - 10 g/ración de 10 g
Aceitunas	1,4 g
Salmón	12 g
Caballa	12 g
Sardina	9,5 g
Boquerón	6 g
Trucha	6,7 g
Atún	15,5 g

PROTEÍNAS
Cantidad de proteínas por 100 g de alimento

Categoría	Alimento	Cantidad
Carnes y aves	Pollo (pechuga)	21,3 g
	Pavo (pechuga)	21,8 g
	Buey (solomillo)	23,54 g
	Conejo	20,5 g
	Ternera (entrecot)	20,7 g
Pescados	Abadejo	17,4 g
	Bacalao	17,7 g
	Pescadilla	15,1 g
	Lenguado	16,5 g
	Perca	18,4 g
	Merluza	11,8 g
	Gallo	15,8 g
	Besugo	17 g
	Rape	17 g

PROTEÍNAS		
Cantidad de proteínas por 100 g de alimento		
Crustáceos y moluscos	Cigala	15 g
	Gamba cruda	21 g
	Langostino	21 g
	Langosta	18,3 g
	Bogavante	18,3 g
	Berberecho	11,3 g
	Almeja	11,3 g
	Pulpo crudo	10,6 g
	Calamar	17 g
	Sepia	17 g
	Mejillón	10,8 g
Huevos		12,1 g

PARA TENER EN CUENTA

RIESGOS Y CONTRAINDICACIONES

Como en cualquier plan de adelgazamiento, la dieta *keto* debe hacerse previa consulta con el médico y preferiblemente con seguimiento profesional, especialmente para el control de la cetosis. Es importante tener en cuenta que si no se realiza correctamente, esta dieta —en la que, no hay que olvidar, se restringe un grupo de nutrientes— puede dar lugar a efectos secundarios entre los que se encuentran:

- **Déficits nutricionales:** En el documento de la SEEN se explica que, en cuanto al contenido nutricional, algunos estudios han observado que las dietas cetogénicas son deficitarias en vitaminas A, B$_6$, C y E, tiamina, folatos, calcio, magnesio, hierro, potasio y fibra, hasta el punto que se recomienda la toma de suplementos multivitamínicos, fibra y, en el caso concreto de las mujeres, de calcio.

- **Hipocalcemia**: La restricción de los lácteos principalmente puede dar lugar a un déficit de calcio que favorece la aparición de una hipocalcemia (baja concentración de calcio en sangre), un trastorno que produce calambres musculares en la espalda y en las piernas como síntoma más característico. Este riesgo se puede evitar consumiendo suplementos de este mineral y priorizando las fuentes «no lácteas» de calcio en la dieta (berros, espinacas, sardinas, salmón).

- **Cálculos renales**: Las modalidades *keto* basadas fundamentalmente en la ingesta de alimentos ricos en proteínas y muy pobres en grasas (además de muy restrictivas en cuanto a las cantidades permitidas de hidratos de carbono) se han asociado a diversas complicaciones secundarias como un mayor riesgo de desarrollar cálculos en el riñón o de padecer una cetoacidosis grave. También se relacionan con un riesgo de aumento de los niveles de ácido úrico en la sangre (principal factor para desarrollar gota), derivado principalmente de la continua movilización de proteínas que conlleva.

- **Otras contraindicaciones**: Muchos expertos advierten de los riesgos potenciales que la dieta *keto* puede suponer para las personas con enfermedades cardiacas (debido, como ya hemos apuntado, a la elevada ingesta de grasas que propone) y también aquellos con cuadros de arritmias. También está contraindicada en caso de padecer algún problema de tipo hepático, debido a la alteración que se produce en el metabolismo de las grasas.

Otros grupos de población en los que no está indicada esta dieta son las personas con problemas relacionados con la vesícula biliar. En el caso de los diabéticos, y aunque hay investigaciones que apuntan a sus beneficios en cuanto al control de la insulina, las evidencias no son aún lo suficientemente concluyentes, de ahí que se recomiende a estos pacientes no seguirla nunca sin conocimiento, control y prescripción por parte de su médico. Las contraindicaciones incluyen también a los pacientes psiquiátricos, a los polimedicados y, también, a las embarazadas y los menores de edad.

ASIGNATURAS PENDIENTES
- Los autores de las investigaciones sobre los beneficios de la dieta cetogénica en distintas patologías destacan que, hasta el momento, las evidencias más sólidas se han obtenido en el campo de la epilepsia, y cada vez hay más datos que avalan su potencial en el control de la obesidad y de la diabetes tipo 2. Asimismo, recomiendan cautela respecto a sus posibles aplicaciones en áreas como los trastornos neurológicos o la prevención del cáncer.
- Por su parte, la mayoría de los expertos, como los de la SEEN, advierten que, pese a su efectividad demostrada, sobre todo en lo que a rapidez de pérdida de peso

se refiere, y a las evidencias que apuntan a otros beneficios añadidos, aún no se conoce la seguridad de las dietas cetogénicas a largo plazo (un año o más).
- Otro interrogante planteado es si los beneficios para la salud de esta dieta son extensibles a determinados grupos de población, como pacientes de alto riesgo a causa de ciertas enfermedades y ancianos, así como concretar, en estos casos, en qué situaciones los potenciales beneficios superan a los riesgos.
- Y, sin duda, el protagonismo grasas-proteínas es una de las principales cuestiones a dilucidar, sobre todo respecto a si el consumo de estos nutrientes que promueve esta dieta puede tener efectos negativos en aquellas patologías implicadas en la alteración del metabolismo de grasa y proteínas, como pueden ser las enfermedades hepáticas y renales.

Segunda parte

... QUE PUEDEN COMBINARSE (Y OPTIMIZARSE)

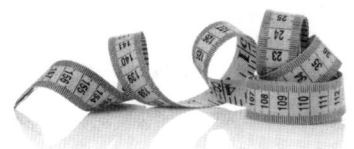

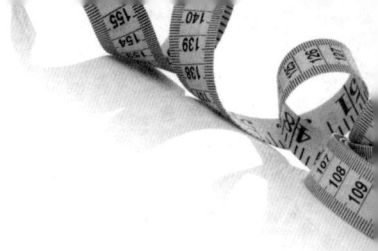

CÓMO, CUÁNDO Y POR QUÉ HACER *KETO* + AYUNO INTERMITENTE (O CÓMO OPTIMIZAR Y POTENCIAR SUS EFECTOS)

INTRODUCCIÓN

En las páginas anteriores se han analizado las características del ayuno intermitente y la dieta *keto*, sus beneficios para la salud —además de favorecer la pérdida de peso—, las pautas para realizar ambas dietas, los alimentos permitidos y prohibidos en casa caso y las situaciones en las que tanto una como otra están contraindicadas.

Pero ¿cuál es la conexión entre ambas opciones dietéticas?, ¿se pueden realizar de forma combinada? Y, si es así, ¿cómo hacerlo? Dar respuesta a estas preguntas es el objetivo de esta parte del libro.

En efecto, el concepto «*keto*-intermitente» o *intermittent keto* empieza a sonar cada vez con más fuerza en el panorama de las propuestas dietéticas. Y es que teniendo en cuenta los resultados positivos conseguidos tanto con la *keto* como con el ayuno, no es de extrañar que la combinación de ambos planes nutricionales se perfile como una opción no solo factible, sino también prometedora y sugerente.

Tal y como explica Elizabeth Moore en su libro *Ayuno Intermitente y Dieta Cetogénica*, ambas opciones funcionan maravillosamente como pareja, «incluso mejor que por sí solas. Esto se debe a que no solo aumentan los beneficios de salud cuando actúan en conjunto, sino que la dieta cetogénica también facilita el ayuno intermitente al mantener a la persona que lo hace saciada y llena de energía mientras ayuna».

Para Jennifer Perillo, autora de *The beginner's guide to intermittent keto*, implementados adecuadamente, el ayuno intermitente y la dieta *keto* van mucho más allá de la pérdida de peso, ya que adoptar sus pautas supone introducir cambios en el estilo de vida, pues transforma de raíz el concepto de alimentación centrado exclusivamente en *lo que se come* para adoptar el enfoque de *cómo se come*.

En la misma línea, en su libro *The step by step guide to intermittent fasting on the ketogenic diet* [Guía paso a paso para combinar ayuno intermitente y dieta cetogénica], Will Ramos comenta que incorporar el ayuno intermitente a la *keto* no solo supone elevar esta dieta a un «nivel superior», sino que abre una vía rápida a un mayor bienestar y a una sensación de energía que no se obtiene con otras opciones dietéticas.

QUÉ TIENEN EN COMÚN

Sin duda, el nexo, hilo conductor y razón de ser de la combinación *keto* + ayuno intermitente es la cetosis, como vamos a ver a continuación. Pero, además, los dos planteamientos comparten una serie de características que avalan su funcionamiento en «tándem»:

- Ambas van más allá de lo que se entiende por el concepto «dieta» y, sobre todo en el caso del ayuno, pueden adoptarse como estilo de vida y estrategias a largo plazo.
- Ni la *keto* ni el ayuno intermitente se estructuran en torno a un control de las calorías —aunque es un factor que nunca hay que perder de vista cuando se trata de adelgazar—, sino que giran en torno a la restricción de determinados nutrientes y a las horas del día en las que se realizan las ingestas. Esto las sitúa en línea con las últimas investigaciones, que cada vez arrojan más evidencias respecto al papel de la cronobiología en la ganancia y pérdida de peso.
- Las premisas en las que se basan una y otra son perfectamente compatibles: la dieta cetogénica es una excelente opción para las ventanas de alimentación, mientras que el proceso metabólico que se pone en marcha durante los periodos de ayuno no solo no interfiere con el de la cetosis, sino que incluso lo potencia.
- Asimismo, los dos planteamientos dan como resultado una reducción de la cantidad total de calorías que se consumen al día (según algunos estudios, alrededor

de 350 calorías menos en el caso concreto del ayuno, siendo esta reducción un poco menor en la *keto*).
- Tanto una como otra favorecen una reducción importante de los niveles de grasa almacenados en el organismo, responsables de muchas patologías como las cardiovasculares (no está de más recordar aquí que las cardiopatías son la principal causa de muerte en el mundo, según datos de la OMS).
- Otro efecto en común: tanto las personas que siguen el ayuno intermitente como aquellas que hacen la dieta *keto* aseguran —no sin cierta sorpresa— que con ambas opciones han logrado lo que se supone que es la asignatura pendiente de la mayoría de las dietas: el control del apetito, e incluso, la supresión de la sensación de hambre (un efecto derivado de los niveles elevados de cetosis). Esta «inapetencia» a su vez suele ir acompañada de un aumento de los niveles de energía y una mayor sensación de bienestar.
- Finalmente, hay otros efectos fisiológicos beneficiosos derivados de ambas dietas que se potencian al combinarlas, entre ellos, la reducción de la inflamación y el mejor control de los niveles de insulina.

CETOSIS: LAS COSAS CLARAS

Una de las principales ventajas de combinar ambas dietas es que se llega antes al estado de cetosis. Y la cetosis se alcanza por dos vías: o bien por la reducción del aporte de alimentos (ayuno intermitente) o bien a través de la restricción de alimentos ricos en hidratos de carbono y un aumento de aquellos con alto contenido en grasas y proteínas (dieta *keto*). La combinación de ambas vías es la base de la propuesta *keto* + intermitente.

En este punto, hay que recordar qué significa la cetosis y analizar más a fondo qué procesos desencadena en el organismo:

- Todas las células, órganos y tejidos necesitan la energía que le aportan los nutrientes a través de la alimentación para realizar sus funciones adecuadamente.
- Esta energía procede fundamentalmente de dos tipos de nutrientes: los carbohidratos y las grasas.
- Los carbohidratos de los alimentos se transforman en glucosa (azúcar en sangre), gracias a la acción de la hormona insulina, producida por el páncreas.
- Buena parte de esa glucosa, que llega a todas las células y órganos, es utilizada por el organismo como combustible, mientras que aquella que no se usa queda almacenada en las células en forma de células grasas (adipocitos).
- Sin embargo, una parte de la glucosa (especialmente la que proceden de un tipo de azúcares, la fructosa) va por otra vía, la del hígado. Allí, este órgano la almacena en forma de glucógeno (una molécula formada a su vez por muchas glucosas).
- Al disminuir el consumo de alimentos en general (ayuno intermitente) y de hidratos de carbono en particular (dieta *keto*), el organismo utiliza como principal fuente de energía, durante aproximadamente doce horas, la glucosa presente en sangre.

- Pasado este tiempo, a las veinticuatro o cuarenta y ocho horas, al reducirse los niveles de glucosa en sangre, recurre al almacén de esta sustancia (glucógeno) que se encuentra en el hígado.
- De forma paralela a todo este proceso, a medida que va disminuyendo el nivel de glucosa en sangre, se reduce también la producción de insulina y aumenta la de otra hormona secretada también por el páncreas: el glucagón.
- El principal efecto de esta relación inversa insulina-glucagón es que el organismo activa el proceso de combustión de grasa almacenada en las células.
- Es en este punto donde se produce lo que los especialistas denominan el cambio de un metabolismo de hidratos a un metabolismo de grasas, y que constituye una de las principales señas de identidad de la cetosis.
- Parte de esta grasa, en forma de molécula llamada ácidos grasos libres (AGL), «viaja» allí donde el organismo necesita su dosis de energía.
- La que no se usa pasa directamente al hígado, donde se somete a un proceso llamado betaoxidación, en el que estos ácidos grasos se descomponen dando lugar a las cetonas o cuerpos cetónicos, a los que muchos expertos se refieren como «combustibles de emergencia».
- Las cetonas, que tienen la facilidad de atravesar libremente las membranas celulares del hígado, son transportadas por la sangre a las células del organismo y se utilizan como fuente de energía.
- El proceso es, en principio, similar al que se produce con los AGL, pero los cuerpos cetónicos, además de

ser el «último recurso» del organismo para conseguir combustible ante la ausencia de alimentos o determinados nutrientes, tienen unas peculiaridades que los convierten en el «arma secreta» que explica buena parte de la pérdida de peso y el bienestar asociado a la dieta *keto* y al ayuno intermitente.

CUERPOS CETÓNICOS: EL «ARMA SECRETA»

En efecto, el aumento de los niveles en sangre de los cuerpos cetónicos produce una serie de beneficios añadidos:

- Aumenta la sensación de saciedad.
- Disminuye el hambre.
- Estimula la zona del hipotálamo cerebral, relacionada con el bienestar, de forma que este libera sustancias con efecto similar al de las anfetaminas (euforizante y energizante).
- Favorece la combustión de grasas.
- Permite una pérdida de peso selectiva, a expensas de la grasa y no del músculo, evitando así la temida flacidez que suele acompañar a los adelgazamientos rápidos y/o excesivos.

CETOACIDOSIS Y CETOSIS: NO ES LO MISMO

Mucha de la «mala fama» que ha arrastrado la cetosis es debida a que a menudo se confunde esta condición metabólica con otra que, a diferencia de ella, sí es patológica: la cetoacidosis. La cetoacidosis tiene su origen en una producción excesiva de cetonas que tiene como consecuencia una elevada acidificación de la sangre.

Desde el punto de vista fisiológico, la acumulación de cuerpos cetónicos que da lugar a una cetoacidosis es de entre 15 y 25 milimoles, mientras que los niveles de cuerpos cetónicos que se alcanzan en la cetosis «nutricional» oscilan entre 0,5 y 5 milimoles.

Asimismo, la cetoacidosis es frecuente entre quienes padecen diabetes tipo 1, una enfermedad que se caracteriza por un fallo en la producción de insulina, la hormona que previene o regula la sobreproducción de cuerpos cetónicos. También puede aparecer en personas con un problema serio y prolongado de alcoholismo.

Los síntomas de la cetoacidosis incluyen náuseas, vómitos, dolor abdominal, respiración acelerada y, en los casos más graves, pérdida de consciencia.

No es habitual que se desencadene una cetoacidosis en personas no diabéticas motivada por una reducción de los hidratos de carbono, pero sí se ha reportado algún caso cuando estas dietas se siguen durante periodos de tiempo muy prolongados.

¿QUÉ ES LA «GRIPE DE LA CETOSIS»?

Como hemos visto, básicamente, el proceso de cetosis supone que el cuerpo cambia la manera habitual en la que utiliza los nutrientes como fuente de energía, y ello implica a su vez una serie de ajustes a nivel orgánico, que se manifiestan en forma de un malestar característico conocido como la «gripe de la cetosis» o *keto flu*.

En efecto, se trata de un grupo de síntomas parecidos a los de la gripe que se producen como consecuencia del cambio de un estado metabólico basado en los hidratos de carbono a un estado de cetosis. Ello puede dar lugar a una mayor sensación de cansancio y/o letargo, debilidad, irritabilidad, dolor muscular, mareos, «abotargamiento» mental, alteraciones en el ritmo intestinal (generalmente, estreñimiento), náuseas, dolor de estómago y problemas de concentración. Debido a la similitud de todos estos síntomas con los de la gripe, es habitual referirse a ellos como *keto flu* (*flu* = gripe en inglés).

Además de la alteración metabólica, hay otros factores inherentes a la cetosis relacionados con este malestar. Uno de ellos es el efecto de la abstinencia de azúcar que se produce al reducir significativamente la cantidad de los hidratos de carbono de la dieta.

Otro agente causal es el desequilibrio de los electrolitos (sodio, potasio, magnesio y calcio) que produce esta situación. En el caso concreto del sodio, tal vez sea el mineral cuyo déficit el organismo acusa de una forma más intensa, ya que en el tipo de alimentación que caracteriza a la mayoría de las sociedades actuales abundan los alimentos altamente procesados, que aportan cantidades elevadas de sodio (un conservante eficaz, además de potenciador del sabor). Por eso, al cambiar drásticamente el tipo de menú (y, con ello, disminuir la alta presencia de sodio), es normal que el organismo «proteste» y lo haga en forma de dolor de cabeza, calambres y sensación de fatiga.

Por suerte, esta «gripe» no afecta a todas las personas que ayunan o siguen la dieta *keto*, y tampoco lo hace con la misma intensidad. Además, se trata de una fase temporal que va desapareciendo a medida que el organismo se va adaptando y ajustando a la situación de cetosis.

Hay una serie de estrategias, sencillas y efectivas, que se pueden poner en marcha para minimizar este malestar o *keto flu*:

- Mantener una ingesta adecuada de agua. La hidratación no solo es clave para el correcto funcionamiento del organismo y tiene un efecto saciante frente al hambre, sino que también ayuda a la eliminación de los cuerpos cetónicos.
- Abrir un poco la mano con la sal. Aunque respetando las cantidades diarias recomendadas, es importante que el sodio esté presente en la dieta en estos momentos ya que, ante la ausencia de hidratos de carbono, el cuerpo lo excreta en mayor cantidad.
- Aumentar el consumo de alimentos ricos en los otros dos minerales —magnesio y potasio— con posibilidad de déficits (que a su vez están detrás de síntomas propios de este malestar como las migrañas y los calambres).
- Otra forma de disminuir las posibilidades de experimentar una gripe *keto* es empezar a reducir paulatinamente el consumo de hidratos de carbono una semana antes de comenzar alguna de las dos dietas o la combinación de ambas. De esta manera, el cambio metabólico experimentado por el organismo no será tan radical.
- Se suele recomendar no hacer actividad física intensa durante este periodo de adaptación a la cetosis, aunque esta pauta varía en función del estado de forma de cada persona y de la mayor o menor intensidad del malestar.

EL «ALIENTO *KETO*» Y OTROS SÍNTOMAS

Además de la *keto flu*, uno de los síntomas más característicos que acompaña a la cetosis es lo que se conoce como «aliento cetónico», un olor bucal intenso (afrutado para unos, metálico para otros) que tiene su origen en la eliminación de los cuerpos cetónicos que el cuerpo no utiliza para producir energía, concretamente un tipo de ellos, las acetonas, las cuales, debido a su pequeño tamaño, se desplazan con gran facilidad por los pulmones hasta alcanzar la boca, donde se expulsan a través del aliento (también se excretan a través de la orina, de ahí el característico olor y color casi anaranjado que esta adquiere durante la cetosis). En este «viaje», este tipo de cetonas entran en contacto con el oxígeno sanguíneo y «se oxidan», de ahí su olor característico. Este mal aliento no tiene en absoluto nada que ver con la mayor o menor higiene bucal, desaparece a los pocos días y solo se puede atenuar o camuflar con esprays bucales o pastillas específicas (que no contengan azúcar en ninguna de sus formas).

El aumento de la ingesta de proteínas también se relaciona con esta alteración del aliento, ya que el organismo, al procesar este nutriente, produce amoniaco, un tipo de desecho que en circunstancias normales se libera por la orina. Pero al incrementar la cantidad de proteína, esta eliminación se ralentiza, y los restos no digeribles permanecen en el sistema digestivo, fermentándose y produciendo una mayor cantidad de amoniaco, que el organismo expulsa también por otras vías, como el aliento.

La cetosis también se caracteriza por una mayor sensación de sed, una sudoración más intensa y la necesidad de orinar con más frecuencia. También son frecuentes los dolores de cabeza, sobre todo durante los dos o tres primeros días. Asimismo, hay personas que experimentan una mayor sensación de frío. Ello es debido a la ralentización en el ritmo metabólico que se produce como consecuencia de la adaptación del organismo al menor aporte de hidratos de carbono. Al igual que el resto de los síntomas, estos van disminuyendo de intensidad y desaparecen al cabo de pocos días, a medida que el cuerpo se adapta al estado de cetosis.

Y otro síntoma muy frecuente que aparece durante la cetosis es el estreñimiento (que puede ser más intenso si se empieza el plan *keto* intermitente por el ayuno). Esto se debe, por un lado, a la alteración del ritmo intestinal que puede producir el cambio de horario de comidas que se adopta con el ayuno y, por otro, a la reducción del aporte de fibra derivado de la dieta *keto*. Aumentar la ingesta de verduras permitidas (sobre todo de aquellas más ricas en fibra), beber mucha agua y, si el estreñimiento persiste, tomar un suplemento de magnesio son pautas efectivas para solucionar este problema.

CUÁNTO SE TARDA EN ENTRAR EN CETOSIS Y OTRAS CUESTIONES QUE SE DEBEN TENER EN CUENTA

Cuánto se tarda. Tanto el tiempo que el organismo tarda en entrar en el estado de cetosis como la intensidad a la que esta se produce (y que depende directamente del nivel de cuerpos cetónicos en sangre) varían de una persona a otra y dependen de factores como el porcentaje de grasa corporal y otros indicadores metabólicos. Muchas personas entran en un estado de cetosis leve a las veinticuatro o cuarenta y ocho horas de iniciar una dieta *keto* o tras dos jornadas de ayuno intermitente. A otras les basta con estar un día entero sin comer para que su organismo empiece a producir cuerpos cetónicos. Las personas con resistencia a la insulina pueden tardar hasta una semana. En cualquier caso, lo normal es que tras unos días de cetosis ligera se pase a una fase de cetosis sostenida (de aproximadamente dos semanas de duración), coincidiendo con el período metabólico de producción más efectiva de cetonas.

Cómo se mide. Respecto a la forma en la que se determina el estado de cetosis, aunque hay signos externos inequívocos (mal aliento, orina de color y olor intenso y sudoración excesiva, principalmente), la más fiable es medir el nivel de cetonas en la orina. Para ello, hay que utilizar unas tiras reactivas específicas (de venta en farmacias y en tiendas especializadas). El manual de uso de estas tiras es muy sencillo: basta con poner en contacto la orina (preferiblemente depositada previamente en un vasito) con la tira reactiva y esperar entre quince y veinte segundos. El color que adquiere la tira es el que indica si se está o no en cetosis. Todas ellas se interpretan en función de unos códigos de color (explicados en los envases) que van del beige (no cetosis) y el rosa tenue (indicios o trazas de cetosis) hasta un morado intenso que indica que las concentraciones de cetonas están en los niveles más altos (y que, por tanto, la combustión de grasa y la pérdida de peso van a muy buen ritmo).

Hay que tener en cuenta que estas tiras miden el nivel de cetosis en la orina, no en sangre, y también que pueden darse falsos positivos (o negativos) en el caso de que el envase haya estado mal tapado o en contacto con la humedad o el calor excesivo durante mucho tiempo, si las tiras reactivas han caducado (su duración es de aproximadamente tres meses una vez abierto el envase) y también si se ha tomado mucha vitamina C o ácido acetilsalicílico (aspirina).

Cuánto tiempo se puede estar en cetosis. Es una de las preguntas más recurrentes para la que no hay una respuesta estandarizada. De hecho, la seguridad a largo plazo del estado de cetosis es una de las líneas en las que se está investigando actualmente. Hay teorías que defienden que, una vez que una persona se adapta a la cetosis y no se han presentado efectos secundarios de ningún tipo, se puede permanecer en este estado de forma prolongada. En la práctica, la mayoría de las personas optan por mantener el estado de cetosis hasta alcanzar la pérdida de peso que se habían trazado como objetivo. En este sentido cabe destacar que la combinación *keto* + ayuno intermitente favorece el mantenimiento de la cetosis en el tiempo.

Qué ocurre si se sale del estado de cetosis. Como ya hemos comentado anteriormente, una de las claves de la dieta *keto* es que no admite «trampas» en el sentido de que cualquier desviación respecto a la cantidad diaria de hidratos de carbono interrumpe al instante el proceso de cetosis. En estos casos, no queda otra que volver a empezar «de cero», con la restricción de hidratos y siguiendo las pautas de la modalidad de ayuno elegida si se está haciendo el plan combinado (y, también, estar preparado para la posible reaparición de los síntomas de la *keto flu*). Respecto a esto, los expertos avisan que cuánto más se entre y se salga de cetosis, más difícil resulta volver a activar en el organismo los mecanismos de producción de cuerpos cetónicos. Es importante tener esto en cuenta cuando se presente la tentación de «romper la dieta».

Por otro lado, si se quiere salir de cetosis de forma voluntaria, la recomendación es no hacerlo de golpe, sino que la pauta consiste en ir reintroduciendo en la dieta poco a poco los hidratos de carbono y otros grupos de alimentos «vetados» o restringidos.

¿Y QUÉ PASA CON EL EJERCICIO FÍSICO?

Los beneficios de la práctica de ejercicio físico son incuestionables, no solo para combatir el sedentarismo (una de las señas de identidad de buena parte de las sociedades actuales) y prevenir la obesidad, sino para conseguir un estado de salud óptimo y evitar o minimizar el riesgo de padecer determinadas enfermedades, entre ellas, el cáncer.

Sin embargo, en el contexto de estos planes de alimentación, el ejercicio pierde en cierta medida su categoría de condición *sine qua non* para, en combinación con la dieta de adelgazamiento, conseguir la pérdida de kilos. La razón, una vez más, se encuentra en esa combustión de grasa almacenada que se produce como consecuencia de la *keto* y/o el ayuno intermitente y que, además de favorecer la pérdida de peso, «convalida» la quema de grasas y calorías que se produce gracias al ejercicio físico. De todas formas, la práctica de ejercicio, de cualquier tipo, es perfectamente compatible con las propuestas del plan *keto* intermitente; tan solo se aconseja moderar la actividad, sobre todo en las personas que no tienen un nivel medio-alto de forma física, en algunos casos durante las primeras jornadas, debido más que nada al malestar asociado a la *keto flu*.

BENEFICIOS DE LA OPCIÓN *KETO* + AYUNO INTERMITENTE

EVIDENCIAS QUE AVALAN LA COMBINACIÓN

De momento, no se han realizado investigaciones (o, al menos, no han trascendido) que tengan como objetivo concreto analizar los beneficios que tiene realizar estas dos dietas de forma conjunta. Sin embargo, sí se dispone de algunas aproximaciones que avalan las ventajas de esta combinación. Así, por ejemplo, una reciente investigación llevada a cabo por expertos de la Escuela de Medicina de la Universidad de Adelaida, en Australia, demostró que realizar de forma conjunta una dieta hipocalórica (la *keto* lo es) y el ayuno intermitente favorece una mayor pérdida de peso y permite obtener mejores resultados en lo que respecta a los indicadores cardiometabólicos (principalmente, en los niveles de colesterol) que si se hacen ambas dietas por separado. En este estudio participaron un total de noventa mujeres de mediana edad con sobrepeso u obesidad, a las que se dividió en cuatro grupos: dos con ayuno y dos sin ayuno (con dieta hipocalórica). En los grupos con ayuno, las participantes ayunaron veinticuatro horas tres días a la semana, no consecutivos, y solo se les permitió tomar agua y pequeñas cantidades de alimentos sin calorías, y bebidas (café negro o té, bebidas sin calorías y chicle), así como 250 ml de un caldo que aportaba solo 20 calorías. Según los autores de la investigación, los resultados demuestran que la estrategia de ayuno intermitente, utilizando ayunos repetidos de veinticuatro horas de duración, mejora la salud metabólica si se acompaña de una reducción de calorías en la alimentación.

OCHO RAZONES PARA PONERLA EN PRÁCTICA

Es espera de contar con trabajos y evidencias científicas referidas específicamente al análisis de la combinación de una dieta cetogénica y el ayuno intermitente, estas son las principales ventajas que se derivan de aunar los beneficios —estos sí, avalados por diversos estudios e investigaciones— que cada una producen en el organismo y que se potencian al realizar ambas opciones de forma conjunta:

1. Una alternativa efectiva (y poderosa) para perder peso

Si se agrupan las tres o cinco comidas habituales al día (y que muchas personas mantienen en la dieta *keto*) en una única ventana de alimentación mucho más concentrada se favorece la pérdida de peso. Así lo demostró un estudio llevado a cabo por expertos del Departamento de Kinesiología y Nutrición de la Universidad de Illinois, en Chicago (Estados Unidos) en el que se analizó cómo el hecho de estructurar las ingestas en horarios de alimentación restringidos se traduce en una disminución de peso corporal. En dicha investigación, los participantes que concentraban sus comidas (sin restricción de calorías) entre las diez de la mañana y las seis de la tarde, ayunando el resto del tiempo, reportaron una pérdida de peso media de un 2,6 % al cabo de doce semanas.

Otras evidencias apuntan a que combinar *keto* + ayuno intermitente podría dar lugar a una pérdida de peso que sería el doble de la de que se consigue haciendo solo el ayuno intermitente, lo que evidencia el efecto «potenciador» que tiene esta combinación.

2. Aumenta la producción de determinadas hormonas que favorecen la pérdida de peso

La hormona de crecimiento humana (HGH por sus siglas en inglés) es una sustancia producida por el organismo de forma natural en la glándula pituitaria, que pasa directamente al hígado para ser metabolizada. Esta hormona está implicada en muchos procesos del organismo, como la metabolización de las grasas y los azúcares, la formación de huesos y músculos, los fluidos corporales, la regeneración y reproducción celular, el ralentizamiento del envejecimiento y la recuperación tras una lesión o enfermedad.

Unos niveles bajos de HGH se traducen en un aumento de la grasa corporal, una reducción de la masa magra y una disminución de la masa ósea.

Está demostrado que tras un ayuno de veinticuatro horas, la producción natural de esta hormona puede aumentar... ¡hasta un 1.300 % en el caso de las mujeres y un 2.000 % en los hombres!

Teniendo en cuenta estos efectos, la sinergia que se produce entre la pérdida de grasa como resultado de la dieta *keto* y el aumento de la HGH que se «activa» al incorporar el ayuno intermitente no solo potencia los efectos de ambas, sino que, además, supone una excelente estrategia para hacer frente al envejecimiento.

3. Incrementa la ganancia de músculo

Es habitual que tanto a la *keto* como al ayuno intermitente se les «acuse» de favorecer la pérdida de masa muscular, una idea errónea en ambos casos. Concretamente en el ayuno intermitente, el hecho de que favorezca la producción de HGH propicia justo el efecto contrario: no solo preserva la masa muscular existente, sino que incluso la aumenta, algo que, a su vez, se intensifica cuando se combina con la *keto*. ¿La razón? los aminoácidos de las proteínas, un alimento clave en todos los planes cetogénicos, son uno de los principales «ladrillos» de la masa muscular.

Asimismo, optar por la dieta *keto* para las ventanas de alimentación del ayuno intermitente puede suponer un *plus* en lo que a ganancia de músculo se refiere. Las evidencias en este sentido apuntan a que la opción más adecuada para conseguir este efecto es la 18:6 (ayunar dieciocho horas y reservar la ingesta de alimentos a las seis restantes).

4. Controla, regula y mantiene estable la insulina

Ya hemos visto cómo la insulina, que juega un papel determinante en el almacenamiento de grasas por parte del organismo, es una de las hormonas que activan los cambios metabólicos que se desencadenan durante el ayuno y está íntimamente relacionada con la cetosis (este proceso estabiliza los niveles de glucosa en sangre).

Por eso, la combinación de ambas dietas actúa como un excelente «guardián» de la insulina. Recordemos aquí que la insulina, secretada por el páncreas, actúa mano a mano con la glucosa (azúcar en sangre), ayudándola a depositarse en las células grasas (adipocitos) y favoreciendo que permanezca allí, almacenada en forma de moléculas de grasa.

Con el ayuno, la insulina «pierde fuelle», ya que su producción disminuye, y a esas grasas «prisioneras» dentro del adipocito les resulta más fácil salir para que el organismo las utilice como combustible alternativo al alimento que ha dejado de recibir.

5. Acelera la reaparición y regeneración celular

Los miles de millones de células del organismo están en continuo estado de transformación. Sin embargo, a medida que se van cumpliendo años, la capacidad de regeneración y reparación celular va siendo cada vez menor. Esta es una de las razones por las que tarde o temprano todos padecemos trastornos relacionados con el paso de los años —pérdida de destreza visual, dolor de articulaciones y, en general, mayor vulnerabilidad a padecer determinadas enfermedades—. No es que la combinación *keto* + ayuno intermitente actúe como un bálsamo mágico sobre este proceso natural e inherente al envejecimiento, pero sí que hay evidencias de que favorece el correcto funcionamiento celular e incluso podría aumentar la producción de células madre (aquellas que tienen la capacidad natural de generar nuevos tipos de células a partir de ellas).

En este sentido, cuando se hacen a la vez una dieta cetogénica y el ayuno intermitente, las células reciben con más intensidad la «orden» de desprenderse de las toxinas y otras sustancias nocivas, es decir, se acelera el proceso de autofagia (que explicábamos en la primera parte del libro). Es cierto que esta autofagia puede desencadenarse tan solo ayunando, pero es la combinación entre el ayuno intermitente y la fuente de energía que supone la combustión de grasa corporal derivada de la *keto* lo que optimiza esta «limpieza celular».

6. Más claridad mental y mejor función cognitiva

Eliminar o minimizar los carbohidratos de la dieta y priorizar las grasas buenas y las proteínas en la alimentación aumenta la producción de cetonas, las cuales también proporcionan un *plus* de energía al funcionamiento cerebral. A este efecto propio de la dieta *keto* se une otro que se desencadena cuando se combina con el ayuno intermitente: está demostrado que aumentan los niveles de un tipo de proteína, el factor neurotrófico derivado del cerebro (BDNF, por sus siglas en inglés) que tiene la peculiaridad de estimular nuevas células cerebrales y fortalecer las ya existentes. Esto tiene como resultado un mejor funcionamiento cerebral que se manifiesta en una mejor capacidad para aprender y memorizar y, también, en un ralentizamiento del proceso de envejecimiento del cerebro. El estudio de esta proteína es relativamente reciente (vinculado sobre todo a la investigación en torno a las enfermedades neurodegenerativas como el alzhéimer), pero se sabe que se puede estimular mediante la práctica del ejercicio físico, la exposición a experiencias gratificantes (oír música, pasear al aire libre) y, también, reduciendo los periodos de ingesta alimenticia (ayuno intermitente). Y hay más: otras investigaciones apuntan a que mientras el exceso de azúcar y grasas saturadas en la dieta disminuyen los niveles de BDNF, la dieta cetogénica, alta en grasas y proteínas y baja en hidratos de carbono, los aumenta significativamente. La sinergia de estos efectos a nivel cerebral puede ser la razón por la que muchas personas que optan por esta combinación aseguran disfrutar de una gran claridad mental, mayor capacidad de reacción e incluso ser más creativas.

7. Aumento de energía y recuperación más rápida tras hacer ejercicio

Esta combinación tiene beneficios añadidos para las personas que practican ejercicio físico habitualmente ya que la recuperación tras el entrenamiento o una actividad intensa es más rápida que si hacen alguna de las dos dietas por separado. La razón se encuentra, de nuevo, en la mayor producción de la hormona de crecimiento (GH), la cual favorece la síntesis proteica muscular, que es el proceso natural por el que generamos músculo. Favorecer y potenciar esta síntesis, que es en definitiva el mecanismo por el que el organismo asimila la proteína y aumenta el tamaño de sus fibras, es uno de los principales objetivos de los entrenamientos que tienen como meta ganar músculo. Y, además, este efecto de la combinación *keto* + ayuno intermitente ayuda a recuperarse más rápido en caso de lesión muscular (esguinces, tirones, calambres...).

8. Permite un mayor consumo de calorías

Aunque el de las calorías es un concepto que nunca hay que perder de vista, sobre todo si se quiere adelgazar o controlar el peso, el efecto que produce la *keto* + ayuno intermitente permite ser más «benevolentes» en este sentido. Cuando se está en cetosis, el hígado utiliza la grasa almacenada para fabricar cetonas y eso favorece la pérdida de peso, creando así un escenario propicio que, a su vez, permite «abrir un poco la mano» cuando se incorpora el ayuno intermitente en cuanto a la ingesta calórica diaria durante las ventanas de alimentación, sin que eso altere el proceso de adelgazamiento. Pero eso sí, es importante que ese aporte calórico proceda de los alimentos permitidos en la dieta *keto*, para así asegurar el mantenimiento del estado de cetosis.

GUÍA PRÁCTICA: CÓMO COMBINARLAS CON ÉXITO

CONSIDERACIONES PREVIAS
- Al combinar ambas dietas, hay dos máximas que nunca se deben perder de vista:

- En la *keto*, la clave está en los nutrientes en los que se basa (grasas buenas y proteínas) y en tener en todo momento perfectamente controladas las cantidades de hidratos de carbono.
- En el ayuno intermitente, una vez elegida la modalidad que se va a poner en práctica, hay que respetar escrupulosamente los periodos de ayuno y concentrar cualquier ingesta en las ventanas de alimentación.

- Asimismo, es muy importante mantener el control de las proporciones contempladas en la dieta *keto* (una pauta fácil de recordar es la siguiente: aproximadamente el 60-70 % de las calorías diarias deben proceder de las grasas; el 15-30 % de las proteínas y solo el 5-10 % de los hidratos).
- En cuanto a la preparación de menús compatibles con ambas opciones, sugerimos elaborarlos en base a las listas de alimentos recomendados que hemos incluido tanto en el capítulo dedicado al ayuno intermitente como en el de la dieta *keto*. Estas listas, u otras similares, pueden servir de «plantilla» para los menús y son también un excelente recordatorio de cuáles son los alimentos que se deben evitar.
- Independientemente de la duración del periodo de ayuno, en la ventana de alimentación hay que asegurar el máximo de nutrientes al organismo, y ello pasa por apostar por los alimentos frescos y de temporada, las cocciones y preparaciones más saludables y, muy importante, evitar al máximo los alimentos procesados.

- Hay que hacer un «inventario» previo de todos los alimentos que se tienen en casa, eliminando aquellos que puedan dar al traste con la dieta y asegurando las cantidades suficientes de los que se pueden consumir en las ventanas de alimentación (aptos para *keto*).
- Recordamos aquí, de nuevo, la importancia de hidratarse adecuadamente. Respecto a esto, hay un «truco» que sirve tanto para mantener la hidratación en niveles óptimos como para «distraer el hambre», haciendo más llevadero el ayuno sin necesidad de salir de cetosis: el caldo o consomé de huesos (muy popular entre quienes siguen habitualmente una dieta cetogénica), con muy pocas calorías y cero hidratos de carbono, y que puede consumirse, junto a las bebidas permitidas, durante los periodos de ayuno. Su preparación es muy sencilla: basta con poner en una olla unos 300 g de huesos de distinto tipo (pollo, jamón, ternera, cerdo, buey) junto a unas ramas de apio y puerro, cortadas en trozos pequeños (las cantidades varían en función de los gustos personales), dos o tres hojas de laurel, un par de ramas de perejil, una cucharada de sal y agua suficiente para cubrir los huesos. Se le puede añadir un chorro de vinagre (blanco o de manzana) o un poco de zumo de limón. Cocer a fuego lento unas cuatro o cinco horas (menos si se usa la olla a presión). Este caldo, además de saciante, es muy rico en nutrientes, y muy especialmente en los electrolitos (magnesio, sodio y potasio) cuyos niveles se ven alterados como consecuencia de la cetosis.

- También hay que tener en cuenta recursos tan útiles como el empleo de determinadas técnicas culinarias. Se sabe que algunas de ellas aumentan la sensación de saciedad, algo que puede servir de gran ayuda especialmente en la preparación de los alimentos que se van a consumir durante la ventana de alimentación. Es el caso de la cocción *al dente*, generalmente asociada a la pasta pero también muy recomendable para las verduras, ya que al cocinarlas de esta forma se tarda más en masticarlas, un proceso que, a su vez, ayuda al cerebro a enviar señales de saciedad al estómago.
- Como en el resto de las dietas, todo lo que redunde en conseguir un estado más saludable suma. En concreto, en el caso de esta combinación, es muy importante vigilar especialmente los patrones de sueño, sobre todo cuando se incorpora el ayuno intermitente, ya que las horas en las que se duerme juegan un papel determinante en este planteamiento (se incluyen dentro del periodo de ayuno). Una buena higiene de sueño —acostarse y levantarse más o menos a la misma hora, vigilar el ambiente de la habitación, evitar el uso de pantallas y dispositivos en el dormitorio...— favorece el sueño reparador, lo que siempre hace más llevaderas las restricciones que impone esta dieta.
- Es importante tener en cuenta que, aunque efectivo, el planteamiento *keto* + ayuno intermitente no es fácil de seguir, sobre todo al principio, y puede ser incompatible con los horarios o estilos de vida que se siguen habitualmente, por lo que será necesario hacer

reajustes y adaptaciones en la agenda diaria antes de empezar a seguir esta dieta.
- Por otro lado, se trata de un planteamiento que puede ser difícil de mantener durante un periodo de tiempo prolongado, aunque es cierto que supone un excelente punto de partida para introducir cambios en los hábitos alimentarios y enfilarse por el «buen camino» de seguir una dieta saludable mantenida en el tiempo, con los nutrientes adecuados y las calorías justas.
- Finalmente, hay que ser realistas y tener muy claro que no se trata de una dieta más, realizada en un momento puntual o en el contexto de una «operación biquini», sino que adoptar este modelo de alimentación implica un cambio radical de los hábitos, las rutinas y las pautas nutricionales que se han seguido durante mucho tiempo (en algunos casos, toda la vida).

TRES MODALIDADES
I. Ayuno intermitente como preámbulo a la *keto*

Lo que hay que saber:
- Muchas personas inician este plan de alimentación conjunto haciendo el ayuno intermitente con la idea de «desintoxicar» el organismo antes de iniciar una dieta cetogénica. Sin embargo, este planteamiento, además de erróneo, es ineficaz, ya que tanto endocrinos como demás especialistas advierten continuamente sobre la escasa evidencia que existe respecto a las potenciales bondades del concepto *detox*, y recuerdan que nuestro cuerpo tiene mecanismos en sí

mismo que le permiten deshacerse de las toxinas y demás sustancias, independientemente de la dieta que se siga.
- Lo que sí puede ser un objetivo válido es utilizar el ayuno como punto de inflexión antes de empezar a seguir la dieta *keto*, generalmente tras una época puntual o un periodo mantenido de excesos y descontrol de horarios y calorías.
- También hay quien opta por el ayuno intermitente como dieta de inicio con el objetivo de mejorar su perfil lipídico (sobre todo, reducir sus niveles de colesterol LDL), debido a su capacidad para favorecer la rápida combustión de grasas por parte del organismo.
- El ayuno intermitente puede ser efectivo como estrategia para reorganizar los horarios de comida y mantener a raya la sensación de hambre, lo que beneficia especialmente a quienes basan sus ingestas en el «picoteo» y a los comedores compulsivos. En este sentido, la «frenada» que supone limitar la ingesta de comidas a determinadas franjas horarias sirve para mentalizarse de que se entra en «modo dieta» y ayuda a adquirir unos hábitos que favorezcan unas ingestas más ordenadas.
- Asimismo, muchos expertos en el tema consideran que el ayuno intermitente supone una excelente forma de «arrancar» y acelerar el estado de cetosis, ya que reduce los niveles de glucosa en sangre, lo que potencia los mecanismos involucrados en la producción de cetonas. Empezar con el ayuno ayuda a quemar el glucógeno almacenado más rápidamente y, por tanto,

ofrece la posibilidad de iniciar la *keto* estando ya en cetosis «intensa», favoreciendo además la posibilidad de permanecer más tiempo en este estado.
- Por otro lado, esta «aceleración» del estado de cetosis es una buena solución para muchas personas, sobre todo aquellas que han encadenado un historial de salidas y entradas en cetosis sucesivas, y que encuentran muchas dificultades para volver a observar indicios cuando se hacen la prueba. En estos casos, la introducción del ayuno intermitente puede ser un buen revulsivo para esa reticencia del organismo a producir cuerpos cetónicos.
- En la práctica, puede que esta modalidad sea la más difícil de las tres, pues al empezar con el ayuno como pauta de inicio no se cuenta con dos grandes aliados que acompañan al estado de cetosis: el aumento de energía y la disminución del hambre, lo que puede hacer el ayuno más cuesta arriba y, también, favorecer el abandono de la dieta.

Cómo ponerlo en práctica:
- Una de las fórmulas a la que recurren muchas personas es hacer un ayuno «inicial» de veinticuatro horas de duración. En ocasiones esta opción es suficiente para que las tiras reactivas muestren indicios de cetosis o, lo que es lo mismo, para que el organismo empiece a quemar el excedente de grasa.
- En estos casos, se recomienda elegir una jornada que sea favorable al ayuno: sin compromisos sociales, práctica de ejercicio, preferiblemente sin salir del

domicilio y, a ser posible, sin rastro de tentaciones alimenticias.
- Lo ideal es empezar el ayuno al mediodía, después de la última comida, en vez de por la mañana. Conviene estar distraído para evitar así pensar en la ausencia de alimento, así como irse a la cama temprano y levantarse tarde al día siguiente (en este sentido el fin de semana es una buena elección).
- Durante este ayuno se puede –y se debe– consumir agua e infusiones (sin azúcar, de bolsita y sin mezclas ni sabores), así como algún caldo sin hidratos de carbono y con muy pocas calorías (*ver receta del caldo de huesos*).

Calendario semanal tipo:

(*Estos calendarios son meramente orientativos. La distribución y la duración de la pauta dependen de los gustos, condiciones y objetivos personales*).

OPCIÓN 1: 24 HORAS DE AYUNO	
Lunes	Alimentación normal.
Martes	Alimentación normal con cena temprana (inicio del ayuno).
Miércoles	Ayuno de 24 horas.
Jueves	*Keto*.
Viernes	*Keto*.
Sábado	*Keto*.
Domingo	*Keto*.

OPCIÓN 2: AUMENTO PROGRESIVO DEL PERIODO DE AYUNO	
Lunes	Alimentación normal.
Martes	Alimentación normal con cena temprana (inicio del ayuno).
Miércoles	Ayuno 12/12.
Jueves	Ayuno 12/12.
Viernes	Keto.
Sábado	Keto.
Domingo	Keto.

OPCIÓN 3: MODALIDAD DE AYUNO MANTENIDA PREVIA A *KETO*	
Lunes	Alimentación normal con cena temprana (inicio del ayuno).
Martes	Ayuno 16/8.
Miércoles	Ayuno 16/8.
Jueves	Keto.
Viernes	Keto.
Sábado	Keto.
Domingo	Keto.

II. *Keto* como punto de partida al ayuno intermitente y/o opción para las ventanas de alimentación

Lo que hay que saber

- Muchos expertos en el tema coinciden en recomendar esta opción, pues es la que, en la práctica, suele resultar más llevadera para la mayoría de las personas.

- Una de sus ventajas es que siempre resulta más fácil pasar de comer en modo «vía libre» a hacerlo solo incluyendo determinados nutrientes que dar ese salto «de todo a nada» que implica pasar de una dieta habitual (de tres a cinco comidas al día, con presencia de todo tipo de nutrientes, entre ellos los siempre sabrosos hidratos de carbono) a concentrar toda la alimentación en una franja horaria y limitar la ingesta el resto del día a agua o líquidos (ayuno intermitente).
- Por eso, es una buena estrategia empezar el programa con unos días *keto* (si se consigue entrar en cetosis, mejor que mejor; de hecho, la mayoría de las personas lo logran) ya que el hambre de los periodos de ayuno será menor y mucho más manejable.
- En su libro, Jennifer Perillo recomienda esta opción como estrategia para minimizar los efectos de la *keto flu*: «La aparición de los efectos secundarios que produce la cetosis es la razón por la propongo introducir el ayuno intermitente a partir de la segunda semana de la dieta *keto* y no desde el principio. Es importante darse tiempo, tanto física como mentalmente, para facilitar una transición adecuada». Sin embargo, algunos expertos en el tema apuntan a que la incorporación del ayuno intermitente reduce o minimiza los síntomas de la «gripe de cetosis».
- Por otro lado, cuando se ha alcanzado la cetosis, el complemento del ayuno intermitente suele potenciar la intensidad de esta, lo que, a su vez, aumenta los beneficios: menos hambre, más energía, mejor estado de ánimo…

- Hay evidencias que respaldan que aquellas personas que llevan un tiempo haciendo una dieta cetogénica e incorporan a su plan nutricional el ayuno intermitente incrementan el ritmo al que pierden peso y la cantidad de kilos perdidos. Por lo tanto, puede ser una buena opción cuando la pérdida de peso se ha estancando y también para desprenderse de esos dos o tres últimos kilos que tanto suele costar adelgazar la mayoría de las veces.
- Asimismo, cuando, a pesar del efecto saciante de la *keto*, aparece el hambre o los antojos entre las comidas (algo frecuente en los comedores emocionales), el ayuno viene muy bien para reorganizar estas sensaciones.

Cómo ponerla en práctica

- Iniciar este programa con la dieta *keto* es muy fácil. Tan solo las personas con una dependencia excesiva de los hidratos de carbono y las que comen como consecuencia del hambre emocional pueden necesitar unos días de «deshabituación» antes de suprimir estos nutrientes en su dieta.
- Cualquier día es válido para empezar, pero algunas personas prefieren hacerlo durante la semana, ya que las ocupaciones de la jornada laboral les sirven para mantener la mente alejada de los hidratos.
- Una buena estrategia, de cara a la introducción posterior del ayuno, es detectar y/o seleccionar qué alimentos resultan más sabrosos, saciantes y gratificantes entre los permitidos en la dieta *keto* para, de esta forma,

- priorizarlos en los menús que se van a seguir durante las ventanas de alimentación del ayuno intermitente.
- Antes de incorporar el ayuno, es importante asegurarse de que se ha entrado en cetosis y, también, de que se han superado los posibles síntomas de *keto flu* que hayan podido aparecer.
- Una buena recomendación es, uno o dos días antes del ayuno, reducir el número de ingestas (la merienda, por ejemplo) e ir orientando los horarios de comida hacia la ventana de alimentación que contempla el tipo de ayuno elegido.
- En cuanto a qué modalidad de ayuno es más recomendable en este caso, se trata de una opción personal, pero siempre hay que tener en cuenta que cuanto más tiempo se ayuna entre las comidas, más peso se pierde.
- ¿Qué comer durante la ventana de alimentación? La respuesta es muy sencilla: todos los alimentos aptos para la dieta *keto*, manteniendo la proporción de nutrientes y, sobre todo, controlando la cantidad de hidratos de carbono.
- Una vez que se introduce el ayuno se puede recurrir a uno o dos días *keto*, bien de forma puntual (si se tiene una celebración, por ejemplo) o estableciendo jornadas de «descanso» del ayuno (fines de semana *keto*). Todo depende de los resultados que se hayan obtenido hasta el momento, en términos de bienestar y/o de kilos perdidos.
- Si no se puede hacer el ayuno o este resulta muy difícil de seguir, no hay que cometer el error de abandonar

el plan, sino que se debe volver al periodo *keto*, manteniéndolo como opción única o como preparación para un nuevo intento de ayuno.

Calendario tipo semanal

SEMANA 1	
Lunes	*Keto*.
Martes	*Keto*.
Miércoles	*Keto*.
Jueves	*Keto*.
Viernes	*Keto*.
Sábado	*Keto*.
Domingo	*Keto*.

SEMANA 2	
Lunes	*Keto* (supresión de alguna ingesta, reorganización de horarios).
Martes	*Keto* (supresión de alguna ingesta, reorganización de horarios).
Miércoles	Ayuno (opción definitiva o prolongación sucesiva del periodo de ayuno).
Jueves	Ayuno (opción definitiva o prolongación sucesiva del periodo de ayuno).
Viernes	Ayuno intermitente.
Sábado	Ayuno intermitente.
Domingo	Ayuno intermitente.

	SEMANA 3
Lunes	Ayuno intermitente.
Martes	Ayuno intermitente.
Miércoles	Ayuno intermitente.
Jueves	Ayuno intermitente.
Viernes	Ayuno intermitente.
Sábado	*Keto* (opcional).
Domingo	*Keto* (opcional).

III. Ayuno como pauta habitual para mantener en el tiempo los efectos de la *keto*

Lo que hay que saber
- El enfoque de esta tercera modalidad ya no es tanto desprenderse de la grasa y kilos de más, sino adoptar el ayuno como una opción dentro de la alimentación habitual que, además de los beneficios que aporta en sí misma, permita mantener en el tiempo los efectos previamente conseguidos con la dieta cetogénica.
- Asimismo, el ayuno supone una forma saludable de permanecer en cetosis (debido principalmente a la reducción de las ingestas, aunque estas contengan hidratos de carbono) y del que cuerpo siga utilizando la energía procedente de la grasa como combustible. Aunque lo habitual es que la cetosis baje de intensidad, la mayoría de las personas la mantienen.
- Por otro lado, el ayuno intermitente es la «penitencia» más adecuada cuando se sigue una dieta *keto* y esta se transgrede, sucumbiendo a alguna tentación en forma

de carbohidrato y, por tanto, saliendo de cetosis. La introducción del ayuno en este caso es una excelente manera de «volver al redil».

Cómo ponerla en práctica

- Lo habitual es que esta pauta se introduzca después de haber alcanzado el objetivo de pérdida de peso con el que se inició la dieta *keto* y se mantenga el estado de cetosis. Hay personas que, de hecho, ya no desean adelgazar más pero se niegan a renunciar al estado de bienestar y energía que les proporciona la cetosis. El ayuno intermitente es una buena alternativa para mantener estos efectos cambiando la pauta de alimentación y, de paso, ofreciendo una alternativa a la monotonía —cuando no aburrimiento— que siempre puede producir el seguir cualquier dieta (incluida la *keto*) durante mucho tiempo.
- La opción más recomendable en estos casos es la del ayuno 5:2, esto es, hacer dos días de ayuno intermitente y seguir el resto de la semana con la pauta *keto*. En este caso, hay que recordar que los días de ayuno no se deben exceder las 600 calorías diarias.
- Quien adopta el ayuno intermitente «a largo plazo» ya conoce perfectamente tanto las reglas del juego de este método como los efectos que produce en su organismo. Y también sabe que estos se potencian si de forma más o menos puntual se combinan con la dieta *keto*. Este es el criterio que se debe seguir para determinar la modalidad de ayuno intermitente que se va a adoptar en cada caso concreto.

- Puede ocurrir que tras un periodo de ayuno se salga de cetosis. En este caso, se puede «reactivar» este estado metabólico o bien alternando el ayuno con algunas jornadas de dieta *keto* o incluyendo en las ventanas de alimentación solo alimentos que sean aptos en la dieta cetogénica.
- Y en cualquier caso, la pauta *keto* siempre es un buen «plan B» para poner en práctica en aquellas situaciones en las que es difícil seguir el ayuno: vacaciones, celebraciones familiares, compromisos laborales, eventos...

Calendario tipo semanal

AYUNO 5:2 COMBINADO CON *KETO*	
Lunes	*Keto*.
Martes	Ayuno 5:2.
Miércoles	*Keto*.
Jueves	Ayuno 5:2.
Viernes	*Keto*.
Sábado	*Keto*.
Domingo	*Keto*.

AYUNO A LARGO PLAZO PARA PROLONGAR LA CETOSIS	
Semana 1	
Lunes	Ayuno (modalidad elegida: 12/12, 16/8; 18/6...).
Martes	Ayuno.
Miércoles	Ayuno.
Jueves	Ayuno.

Viernes	Ayuno.
Sábado	Ayuno.
Domingo	Ayuno.
Semana 2	
Lunes	Ayuno.
Martes	Ayuno con pauta *keto* en la ventana de alimentación.
Miércoles	Ayuno con pauta *keto* en la ventana de alimentación.
Jueves	Ayuno con pauta *keto* en la ventana de alimentación.
Viernes	Ayuno.
Sábado	Ayuno.
Domingo	Ayuno.
Semana 3	
Lunes	Ayuno.
Martes	Ayuno.
Miércoles	Ayuno.
Jueves	Ayuno.
Viernes	*Keto*.
Sábado	*Keto*.
Domingo	*Keto*.

QUÉ SE PUEDE ESPERAR DEL «MÉTODO *KETO* INTERMITENTE»

Combinar la dieta *keto* y el ayuno intermitente en alguna de las modalidades que hemos explicado o en otras (la flexibilidad y variedad del enfoque es precisamente una de las ventajas de esta propuesta) conlleva una serie de cuestiones que son las que convierten este «tándem» en una opción especialmente atractiva. Recopilamos aquí cuáles son:

- Tras el periodo de aprendizaje inicial (sí, lleva un tiempo —y mucho «ensayo y error»— conocer y aplicar en la práctica las pautas en las que se basan ambas dietas), la *keto* y el ayuno intermitente proporcionan un mayor y mejor conocimiento del tipo de alimentos que se consumen, de su valor nutricional y, también, de los hábitos alimentarios. Ello permite hacer reajustes que repercuten no solo en la báscula, sino también en el estado de salud en general y en la calidad de vida.
- Combinar ambas pautas implica sacar todo el partido a un fenómeno que ambas opciones nutricionales producen en el organismo, la cetosis, y optimizar sus efectos.
- Al añadir el ayuno intermitente a la dieta *keto* se consiguen principalmente dos cosas: por un lado, que la cantidad de grasa que el organismo quema en cetosis sea aún mayor que la que utiliza cuando se hace la *keto* sola; y, por otro, aumentar los niveles de energía que proporcionan los cuerpos cetónicos y que producen una agradable sensación de bienestar.
- Frente a la monotonía de otras dietas, es una propuesta muy motivadora, ya que los resultados se comprueban rápidamente y evitan la falta de adherencia, causa principal del fracaso de todos los planes de adelgazamiento.
- Los alimentos permitidos en una y otra son compatibles y, desde el punto de vista logístico, ambas se

complementan: la dieta *keto* puede ser el mejor «premio» tras seguir el ayuno intermitente durante un tiempo, ya que permite mantener la cetosis y otros efectos positivos conseguidos sin pasar hambre; mientras que el ayuno intermitente actúa como un «acelerador» de la *keto* y también, como una especie de «momento valle» en el proceso de pérdida de peso cuando, tras varias semanas haciendo dieta cetogénica, se le quiere dar un descanso al organismo, pero sin volver a la alimentación habitual.

ALGUNAS SITUACIONES QUE PUEDEN DARSE (Y CÓMO SOLUCIONARLAS)

Partiendo de la base de que cada persona (y cada organismo) es un mundo, no hay que perder de vista que estas propuestas dietéticas —como todas las demás— no se basan en máximas absolutas, infalibles y generalizadas al cien por cien, de ahí que los resultados y los efectos puedan variar considerablemente de una persona a otra. Sin embargo, hay una serie de situaciones que pueden darse al poner en práctica el tándem *keto* + ayuno intermitente para las que existe una explicación. Estas son algunas de las más habituales:

No se pierde peso (o no se hace de la forma esperada)

Uno de los errores que se cometen con más frecuencia, sobre todo en la dieta *keto*, es bajar la guardia en lo que a las cantidades de hidratos de carbono se refiere, y muchas personas pueden estar consumiendo muchos más hidratos de los que creen (algo que por otro lado es fácil, ya que se puede decir que los carbohidratos son casi «omnipresentes»), saboteando, literalmente, su proceso de cetosis. La solución suele estar en hacer un reseteo de los principios básicos de la dieta *keto* y volver al principio: pesarse, calcular los macros y las calorías y controlar (a diario o cada dos días) el nivel de cetosis (permanecer demasiado tiempo en una cetosis «clarita» también puede indicar la necesidad de reducir más aún el porcentaje de hidratos de carbono). No está de más echar un vistazo tanto a las cantidades de proteínas (un consumo excesivo se ha relacionado con un bloqueo de la cetosis) y a las calorías: muchos alimentos aptos para la *keto*, si se consumen en grandes cantidades, pueden suponer un aporte calórico muy elevado, incompatible con una pérdida de peso, aunque no saquen de cetosis.

Ralentización del metabolismo

Lo normal es que la combinación de ambas dietas produzca una aceleración del metabolismo, instándolo a quemar con más intensidad la grasa almacenada para producir cetonas a partir de ellas. Sin embargo, muchas personas comprueban que al hacer el plan combinado —introduciendo *keto* o ayuno— tanto su cetosis como la pérdida de peso se estancan. La razón que subyace a esta situación suele estar en un consumo excesivamente bajo de calorías relacionado con los días de ayuno. En efecto, el escaso aporte calórico puede tener como efecto secundario que el metabolismo funcione a un ritmo menor, lo que altera la bajada de peso e incide negativamente en los niveles de energía. La solución aquí es similar que en la situación anterior: reorganizar la composición y cantidades de los macros para asegurar así que las ingestas durante las ventanas de alimentación del ayuno aporten las cantidades suficientes de nutrientes y calorías para satisfacer las necesidades energéticas del organismo.

Sentirse hambriento (a pesar de estar en cetosis)

Otra situación que suele darse es que, cuando tras seguir la *keto* durante un tiempo y estar en cetosis se incorpora el ayuno intermitente (sobre todo si es la primera vez que se adopta esta pauta dietética), aparece una sensación de hambre que ya se tenía controlada con la *keto*. Se sabe que uno de los efectos secundarios más beneficiosos de la cetosis es la supresión del apetito y de los «antojos», así que la razón aquí es más de tipo psicológico que orgánico, y tiene mucho que ver con el efecto «privación» que puede ir asociado al hecho de saber que durante determinados periodos del día no se puede consumir alimento alguno. Y también es normal que en esta situación reaparezca el deseo de consumir precisamente esos alimentos que no se deben comer en este plan: los carbohidratos en general y los azúcares en particular. ¿La solución? Hacer un esfuerzo por que las ingestas de las ventanas de alimentación resulten lo suficientemente sabrosas, apetitosas y saciantes; aumentar el consumo de líquidos durante el periodo de ayuno (la hidratación es un excelente «engañador» del apetito); intentar dormir lo suficiente (el sueño y el cansancio siempre empeoran la sensación de hambre)... y tener paciencia, ya que pasados dos o tres días, el hambre tiende a desaparecer.

Déficits nutricionales (excesiva pérdida de minerales)

Como ya hemos visto, un aspecto que hay que tener muy en cuenta es que en el proceso por el que el hígado produce cetonas se excretan cantidades elevadas de sodio. A eso hay que añadir la reducción de los niveles de insulina, que tiene, entre sus muchas funciones, la de favorecer la absorción del sodio por parte del organismo. La consecuencia de ello es un aumento de la eliminación de este mineral, fundamentalmente a través de la orina.

Hay que recordar que el sodio cumple importantes funciones orgánicas: es fundamental para el correcto funcionamiento de los músculos y del sistema nervioso, regula la presión arterial, interviene en la contracción muscular, aporta energía y favorece el correcto proceso digestivo.

Las principales consecuencias del déficit de sodio son la aparición de calambres, debilidad muscular, sensación de fatiga y dolores de cabeza.

Este efecto puede contrarrestarse aumentando la cantidad de sal en la dieta (siempre y cuando no se superen los 5 mg diarios que recomienda la OMS) o recurriendo a suplementos de sodio (siempre, previa consulta con el especialista).

Otra opción es incorporar alimentos compatibles con la dieta que tengan niveles altos de sodio: las anchoas, fiambres como la mortadela, salchichas, marisco... Especialmente útil en estos casos es la salsa de soja (previa comprobación en la etiqueta del producto en cuestión de su aporte de hidratos de carbono y la inexistencia de azúcares añadidos), un aderezo que además de ser rico en sodio, produce sed, favoreciendo así una mayor ingesta de agua (recordamos: premisa básica en este tipo de dietas). La mostaza (preferiblemente de Dijon) es otra opción a la que se puede recurrir.

Por otro lado, hay evidencias de que mantener los niveles adecuados de este mineral hace más llevadera la abstinencia de carbohidratos, un valor añadido que se ha de tener en cuenta.

Como hemos visto, otros minerales «perjudicados» por este proceso metabólico son el magnesio y el potasio. Además de participar en más de trescientas reacciones bioquímicas del organismo y del importante papel que juega en el correcto funcionamiento del corazón, de los nervios y músculos, y en el ajuste de los niveles de glucosa en sangre, el magnesio es uno de los mejores aliados del estado de ánimo, ya que tal y como han demostrado investigaciones recientes, estimula un tipo de receptores cerebrales, los GABA, que actúan como relajantes a nivel cerebral, y aumentan los niveles de serotonina, el neurotransmisor-hormona directamente relacionado con el bienestar emocional. El déficit de magnesio produce somnolencia y debilidad muscular. Entre los alimentos ricos en este mineral que son aptos en la dieta *keto* están las nueces, las espinacas, las acelgas y el aguacate.

En cuanto al potasio, es un tipo de electrolito clave para el funcionamiento de los nervios y la contracción de los músculos. Su pérdida se asocia a la excesiva sudoración que en algunas personas puede producir el estado de cetosis. Son síntomas de unos niveles bajo de este mineral el estreñimiento, la fatiga y la sensación de hormigueo y entumecimiento, sobre todo en manos y pies. El aguacate, la carne de ternera y el salmón son algunas de las fuentes alimenticias de potasio que se pueden incluir en la dieta *keto*.

En vista de estos déficits potenciales, no está de más consultar con un especialista la conveniencia de recurrir a suplementos de vitaminas y minerales (buena parte de ellos son compatibles con la cetosis, ya que no incorporan azúcares).

Aparición del factor «aburrimiento»

Debido sobre todo a la rapidez de sus resultados, la dieta cetogénica es una de las que producen mayor motivación, entusiasmo e implicación en las personas que la realizan. Y también ocurre lo mismo con el ayuno intermitente (aunque es una opción más «sacrificada»). Sin embargo, es normal que pasado un tiempo, y a pesar de la variación de opciones que ofrece la *keto* intermitente, aparezca una sensación de cansancio y aumente el sentimiento de «pérdida» respecto a los alimentos prohibidos o restringidos (ya hemos hablado del impresionante poder, casi hipnótico, que tienen los carbohidratos).

El hecho de tener que llevar un control o programación más o menos estricta del tipo de alimentos que se pueden ingerir, de sus proporciones y de los horarios en los que se debe hacer, también puede llegar a resultar agotador pasado un tiempo.

Y, para qué negarlo, estar «a dieta» siempre afecta en mayor o menor medida a la esfera social, lo que también puede convertirse en un poderoso efecto disuasorio de seguir con el plan de alimentación.

Todas estas situaciones son perfectamente normales y hay que contar con que aparezcan en algún momento de la dieta. ¿Qué se puede hacer al respecto? Recurrir a estrategias que pueden ayudar a no caer en la tentación de abandonar el plan *keto* + ayuno intermitente:

- Buscar la versión *keto* de algunos de los platos que más se suelen echar de menos en estos momentos. Es el caso por ejemplo de la pasta. Por suerte, hay alternativas como la pasta proteica o los *noodles* a base de *konjac* (un ingrediente originario de la cocina oriental, compuesto en más del 90 % por un tipo de fibra, el glucomanano, muy bajo en calorías y con 0,5 g de hidratos/100 g). Y lo mismo ocurre con otros «objetos del deseo» habituales en esta circunstancia como el pan, la *pizza* o las galletas (hay en el mercado versiones *keto* de todos ellos, pero lo mejor es optar por elaborarlos de forma casera, para un mayor control de los ingredientes). Lógicamente, hay que ser realistas y no esperar experimentar la misma sensación que produce degustar una *pizza* de *trattoria*, por ejemplo, pero este tipo de «planes B» suelen ser efectivos y suficientes para superar la crisis sin salir de cetosis.
- Explorar nuevos sabores o estilos de cocina que no se habían probado hasta ahora y que sean aptos para la *keto*-intermitente. Este tipo de novedades añaden variedad a la dieta.
- Las hierbas, las especias, las salsas y aliños *keto* y otros aderezos que aportan sabor también son un buen antídoto contra la monotonía, ya que permiten una

amplia variedad de combinaciones y pueden hacer que alimentos básicos de esta dieta, como la pechuga de pollo o el filete a la plancha, resulten atractivos y apetecibles. La canela, por ejemplo, es el mejor aliado de los que sufren por la añoranza de dulce.

Malestar al abandonar la dieta

Es bastante habitual que al volver a comer de manera «normal» y abandonar el ayuno, la *keto* o la opción tándem, se presente un malestar en forma de cansancio, náuseas y molestias estomacales. Esto es debido al reajuste interno que se produce en el organismo, principalmente para conseguir reequilibrar los líquidos y electrolitos corporales.

Cuando el ayuno se combina con la *keto*, estos síntomas pueden ser más intensos, ya que, como hemos visto, la cetosis favorece la pérdida de algunos minerales esenciales. Asimismo, estos síntomas son más habituales cuanto más tiempo se haya seguido la pauta de ayuno. Generalmente, el malestar no tiene ninguna gravedad y desaparece al poco tiempo, pero para prevenirlo y minimizar los síntomas es importante que las primeras comidas que se hagan tras abandonar el ayuno contengan cantidades suficientes de alimentos aptos para la *keto* y ricos en los minerales más susceptibles de ser deficitarios (sodio, magnesio y potasio).

También es importante asegurar el consumo suficiente de agua (si se le añaden unas rodajas de limón proporciona un extra de electrolitos que benefician a este reajuste orgánico).

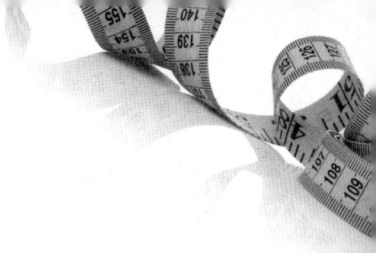

Y PARA TERMINAR...

«BOCADOS DE REALIDAD»: LA ACTITUD, UN FACTOR CLAVE

Aunque lo hemos dejado para el final de la explicación de este método, el factor psicológico y emocional es determinante a la hora de adelgazar. Y esto, que es aplicable a los dos planes de alimentación que hemos abordado en la primera parte del libro, cobra especial importancia cuando se opta por combinar ambos.

Como ya hemos comentado, el planteamiento *keto* + ayuno intermitente se sale de los parámetros de las dietas convencionales, así que es importante que, al igual que ocurre con el cuerpo, tanto la mente como el estado de ánimo también estén preparados para embarcarse en esta aventura que, para la mayoría de las personas, supone una novedad en su historial de intentos por adelgazar.

Por eso, y para no perder de vista el objetivo con el que se inicia este plan de alimentación, mantener la motivación a lo largo de todo el proceso y no abandonar a la primera de cambio, es importante trazar una «hoja de ruta emocional» que incluya algunas estrategias que han demostrado su efectividad en estas situaciones:

(AUTO) CONOCIMIENTO ES PODER (TAMBIÉN SOBRE LA BÁSCULA)

Una de las premisas básicas para que la dieta *keto* + ayuno intermitente resulte efectiva es tener muy claro de qué punto se parte y a cuál se quiere llegar. Y esto pasa por ser absolutamente sincero con uno mismo en el sentido de tener muy claros cuáles son los hábitos de vida en general y de alimentación en particular que se han seguido hasta ahora y, también, el estado de forma física que se tiene al iniciar la dieta. Y, por supuesto, afrontar el peso actual y reflexionar sobre el tiempo durante el cual se ha venido manteniendo el sobrepeso o la obesidad.

Esta «puesta al día» sirve, además, para valorar cuál de las modalidades de la *keto* intermitente se adecua más a las circunstancias personales.

Para determinar todos estos parámetros existen muchos cuestionarios generales, pero uno de los más utilizados en estos casos es el elaborado por Pardo *et al* (2004), desarrollado específicamente para la valoración y cuantificación de los hábitos de vida relacionados con el sobrepeso y la obesidad y que puede ser muy revelador. Contiene varias preguntas agrupadas en cinco categorías: contenido calórico, comer por bienestar psicológico, ejercicio físico, alimentación saludable y consumo de alcohol.

Estas son algunas de ellas:

- *Al cocinar, pongo (o digo que pongo) la cantidad mínima de aceite.*
- *Soy consciente de las calorías.*
- *Si pico, tomo alimentos bajos en calorías (fruta, un vaso de agua, etc.).*
- *Como verdura todos los días.*
- *Los lácteos que tomo son desnatados.*
- *Como la carne y el pescado a la plancha o al horno en vez de fritos.*
- *Tomo alimentos frescos en vez de platos precocinados.*
- *Me sirvo raciones pequeñas.*
- *Realizo un programa de ejercicio físico.*
- *Cuando tengo hambre entre horas tomo tentempiés con pocas calorías.*
- *Picoteo si estoy bajo de ánimo.*
- *Como carnes grasas.*
- *Hago ejercicio físico regularmente.*
- *Cuando me apetece comer algo espero unos minutos antes de tomarlo.*
- *Picoteo si tengo ansiedad.*
- *Saco tiempo cada día para hacer ejercicio físico.*
- *Tomo bebidas de baja graduación alcohólica (cerveza, vino).*
- *Cuando estoy aburrido me da hambre.*
- *Tomo bebidas de alta graduación alcohólica (licores, ginebra, whisky).*
- *Reviso las etiquetas de los alimentos para conocer las calorías que contienen.*
- *Compro principalmente alimentos precocinados.*

«AGENDAR» LA DIETA

El plan *keto* + ayuno intermitente debe afrontarse en base a un guion lo más detallado posible (de forma similar a como se hace con los proyectos laborales, por ejemplo). Ni la improvisación ni la falta de continuidad tienen cabida en sus planteamientos. En cuanto al momento idóneo para iniciar la dieta, es importante marcarse una fecha simbólica: el lunes, el primero de mes, el día de Año Nuevo... porque hasta que esta llega hay un margen para aprender las pautas a seguir, mentalizarse acerca del esfuerzo que va a suponer, reflexionar sobre los momentos de dificultad a los que habrá que enfrentarse, planear soluciones ante los ataques de hambre, etc.

Una vez tomada la decisión, hay que dedicar tiempo a planificar por cuál de las dos dietas se va a empezar, determinar en qué momento se va a empezar a compatibilizar con la otra opción y, una vez que se cuenta con el suficiente *training* en la logística de combinar ambas, elaborar un «calendario *keto* + ayuno intermitente» para tenerlo siempre a mano, colocarlo en un lugar visible, y ajustar a él los demás aspectos de la rutina diaria, desde la compra de alimentos hasta los días de práctica deportiva más intensa, por ejemplo.

En el diseño de este calendario se deben tener en cuenta todas las eventualidades, fechas señaladas, celebraciones familiares, etc., que pueden dificultar el cumplimiento de la dieta, de forma que permita preparar un «plan B» que sea compatible con las pautas que se están siguiendo.

Un consejo para estas situaciones (eventos sociales y demás): es importante decidir de antemano la cantidad de alimentos que se va a comer y el tipo; de este modo, no se deja nada a la improvisación. Por ejemplo, si la celebración va a ser en un restaurante, no está de más consultar previamente la carta o el menú (en la página web del establecimiento) y seleccionar la opción más compatible con la dieta.

MENTALIZACIÓN Y MOTIVACIÓN

Teniendo en cuenta lo restrictiva que esta dieta puede llegar a ser, sobre todo al principio y en el caso concreto del ayuno intermitente, la mayoría de los expertos recomiendan no iniciarla en un momento en el que ni los ánimos ni las energías estén precisamente en todo lo alto: en situaciones de disgusto, estrés máximo, pérdida en algún sentido, etc. Lo mejor en estos casos es dejar pasar un tiempo hasta sentirse lo suficientemente tranquilo como para afrontar las privaciones y reajustes en la rutina habitual que la *keto* + ayuno intermitente supone.

Asimismo, antes de empezar la dieta, es fundamental trazarse metas realistas: si sobran veinte kilos, es mejor ir estableciendo poco a poco disminuciones más pequeñas de peso que centrar toda la atención en el objetivo final. En este sentido, una de las ventajas de ambas dietas es que con ellas, en la mayoría de los casos, los resultados se pueden comprobar semana a semana. Lo ideal es ir haciendo pequeños apartados: los primeros tres kilos, después los dos siguientes y así hasta alcanzar la meta.

Varias investigaciones realizadas al respecto han demostrado que es más fácil marcarse objetivos respecto al peso en tres plazos: corto, medio y largo. Durante los primeros pasos hay que decidir el objetivo a corto plazo (una semana, diez días), especificando cuánto peso se desea perder en ese periodo de tiempo. Después hay que establecer un objetivo medio y, en función de la cantidad de kilos que haya que adelgazar, el objetivo a largo plazo puede ser un periodo de tiempo tan corto como un mes y tan largo como un año o dos.

Por otro lado, y aunque la efectividad de esta combinación y, sobre todo, la rapidez con la que los resultados son visibles es un buen elemento motivador, puede ocurrir, como comentábamos anteriormente, que en algún momento surja el desánimo, el aburrimiento e incluso el estancamiento en lo que a pérdida de kilos se refiere. Para estas situaciones, a muchas personas les funciona muy bien elaborar una lista de motivos por los que quieren hacer la dieta y llevarla siempre consigo. También es una buena estrategia, cuando aparecen tentaciones de saltarse la dieta, recurrir a esta lista y recordarse por qué se está siguiendo esta pauta dietética.

RESPONSABILIZARSE DEL PLAN DE ADELGAZAMIENTO

Resulta mucho más efectivo implicarse activamente en el proceso de seguir la dieta *keto* + ayuno intermitente, enfocándolo como una decisión propia y personal que considerarlo como un castigo o como una situación frente a la que solo cabe «resignarse» porque es algo que viene impuesto. También es importante tener en cuenta los beneficios añadidos que, como hemos explicado, aporta este plan de alimentación, y encuadrarlo en un contexto integral de mejoría de la salud y el estado de ánimo. Hay que intentar que adelgazar no sea la única meta que se tenga en ese momento de la vida; puede ser un objetivo importante, pero no el único, ya que convertir a la dieta en un monotema u obsesión puede hacer que sea más difícil seguirla.

ENTORNO ALIADO

Curiosamente, factores como el ruido o la iluminación pueden hacer más o menos llevadero el periodo de ayuno. Así, hay evidencias de que controlar la ingesta de alimentos y mantener a raya el apetito resulta mucho más difícil cuando los niveles de ruido ambiental son demasiado elevados, tal y como se desprende de un estudio de la Universidad Estatal de Pennsylvania (Estados Unidos). En la misma línea, investigaciones realizadas por expertos de la Universidad de California (Estados Unidos) han demostrado que la ingesta de alimentos tiende a ser mayor cuando se come en ambientes oscuros.

OJOS QUE NO VEN...

Es importante, sobre todo durante los periodos de ayuno, restringir el acceso a cualquiera de esos alimentos que, por resultar especialmente apetecibles, pueden suponer una tentación para abandonar la dieta. En este sentido, hay que ser realistas y recordar que prácticamente la totalidad de las personas que se someten a un régimen para perder peso, incluso aquellas que hacen gala de una fuerza de voluntad más férrea, sienten en algún momento la tentación de romper la pauta o de sucumbir ante las ganas de comer algún alimento de los restringidos. El hambre, sobre todo si es de tipo emocional, normalmente está vinculada con un alimento concreto, generalmente salado (galletitas, *snacks*), dulce (el chocolate es un «clásico» en este sentido) o graso, y esto no es casual, sino que tiene una explicación: se trata de alimentos que inducen la secreción de sustancias químicas en el cerebro que producen casi al instante de consumirlos una sensación de bienestar y de relajación, y aumentan los niveles de energía.

Asimismo, hay que echar mano del sorprendente poder de la distracción: aunque resulte una estrategia muy básica, es muy efectivo buscar soluciones que desvíen la atención de la nevera o la despensa cuando aparece la sensación de hambre (sobre todo en los periodos de ayuno). Las técnicas de relajación, dedicarse a un *hobbie*, salir a dar un paseo... lo importante es buscar una distracción que mantenga alejada (tanto física como mentalmente) cualquier circunstancia o alimento que incite a romper la pauta que marca el método *keto* intermitente.

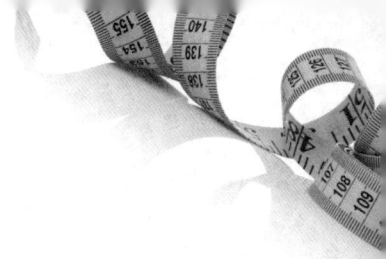

BIBLIOGRAFÍA

Agatston, Arthur. *La dieta South Beach*. Random House Mondadori, Barcelona, España, 2005.

Atkins, Robert. *La nueva revolución dietética del Dr. Atkins*. Ediciones B, Barcelona, España, 2005.

Dukan, Pierre. *Los 100 alimentos Dukan*. RBA Libros, Barcelona, España, 2012.

Fung, Jason y Moore, Jimmy. *La guía completa del ayuno*. EDAF, Madrid, 2018.

Gillespie, David. *The sweet poison quit plan*. Penguin Books, Londres, Reino Unido, 2010.

Lustig, Robert. *Fat chance. The hidden truth about sugar, obesity and disease*. Fourth State, Harper Collins Publishers, Londres, Reino Unido, 2014.

Molíns, Agustín. *La dieta proteinada*. Scyla Editores, Barcelona, España, 2012.

Moore, Elizabeth. *Ayuno intermitente y dieta cetogénica*. Bravex Publications, 2019.

Moore, Jimmy y Westman, Eric. *Keto Clarity*. Victory Belt Publishing Inc., Las Vegas, Estados Unidos, 2014.

Mosley, Michael y Spencer, Mimi. *La dieta Fast*. Ediciones Urano, Barcelona, España, 2013.

Mosley, Michael. *The fast 800*. Short Books, Londres, Reino Unido, 2019.

Nally, Adam. *The keto cure*. Victory Belt Publishing Inc., Las Vegas, Estados Unidos, 2018.

Perillo, Jennifer. *The beginner's guide to intermittent keto*. Little, Brown Spark, Nueva York, Estados Unidos, 2019.

Ramos, Amy. *Dieta cetogénica completa para principiantes*. Gaia Ediciones, Madrid, 2018.

Ramos, Will. *The step by step guide to intermittent fasting on the ketogenic diet*. Kindle Edition.

SEEN (Sociedad Española de Endocrinología y Nutrición). Documentos: «*Las grasas en nuestra alimentación*», «*Dietas de Moda*». www.seen.es.

Spencer, Mimi y Schenker, Sara. *Las recetas de la dieta de los 2 días (the fast diet)*. Ediciones Urano, Barcelona, España, 2013.

Taubes, Gary. *Contra el azúcar*. Kairós, Barcelona, 2018.

Worm, Nicolai y Muliar, Doris. *Baja en hidratos de carbono. Una dieta revolucionaria*. Editorial Everest, León, España, 2005.

Whitaker, Julian. *The ultimate guide to intermittent fasting*. Skyhorse Publishing, Nueva York, Estados Unidos, 2019

Yudkin, John. *Pure, white and deadly*. Penguin Random House, Londres, Reino Unido, 1986.